Ben Urbanke

BE FASTER GO VEGAN

Mit 75 schnellen Rezepten

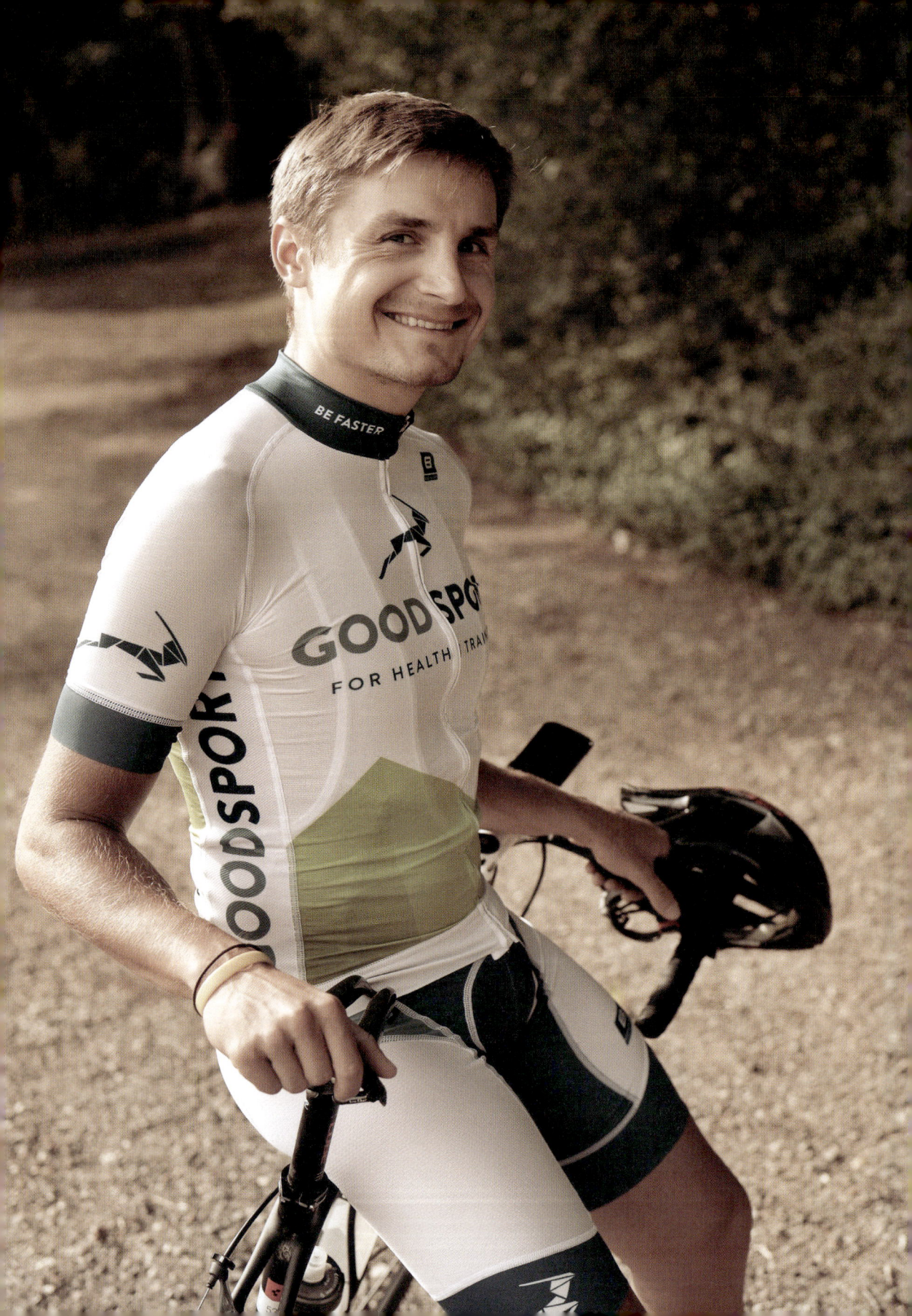

Ben Urbanke

BE FASTER GO VEGAN

Mit 75 schnellen Rezepten

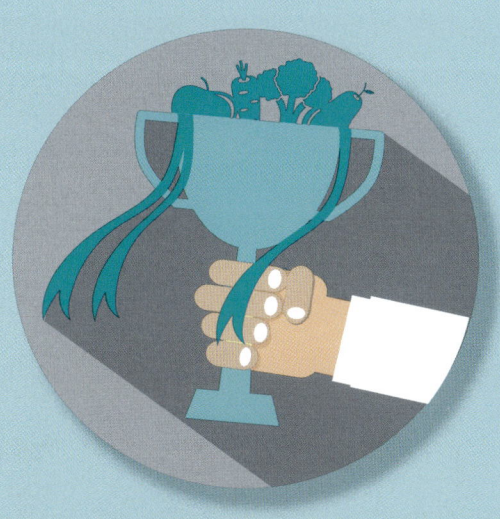

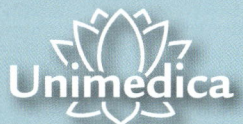

Impressum

Ben Urbanke
Be faster – Go vegan
Mit 75 schnellen Rezepten
I. deutsche Ausgabe 2016
ISBN 978-3-944125-50-3
© 2016, Narayana Verlag GmbH

Text: Ben Urbanke in Mitwirkung von Patrick Bolk und Sonja Vogel
Layout und Satz: Nicole Laka, www.nima-typografik.de
Coverbild © Ben Urbanke

Herausgeber:
Unimedica im Narayana Verlag GmbH, Blumenplatz 2, 79400 Kandern
Tel.: +49 7626 974 970-0
E-Mail: info@unimedica.de
www.unimedica.de

Sofern eingetragene Warenzeichen, Handelsnamen und Gebrauchsnamen verwendet werden, gelten die entsprechenden Schutzbestimmungen (auch wenn diese nicht als solche gekenn-zeichnet sind).

Die Empfehlungen dieses Buches wurden von Autor und Verlag nach bestem Wissen erarbeitet und überprüft. Dennoch kann eine Garantie nicht übernommen werden. Weder der Autor noch der Verlag können für eventuelle Nachteile oder Schäden, die aus den im Buch gegebenen Hinweisen resultieren, eine Haftung übernehmen.

Ich widme dieses Buch den beiden Frauen in

meinem Leben, die mich durch ihre Erziehung,

ihre Wertevermittlung und ihre Liebe zu dem

gemacht haben, was ich heute bin:

Meiner Mutter und meiner Großmutter.

Danke für alles!

INHALT

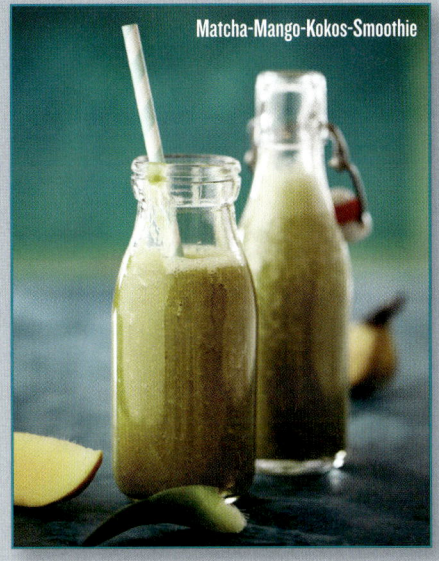

Matcha-Mango-Kokos-Smoothie

HAUPTGERICHTE

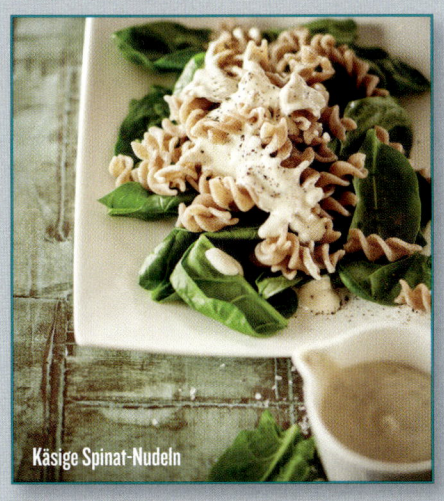

Käsige Spinat-Nudeln

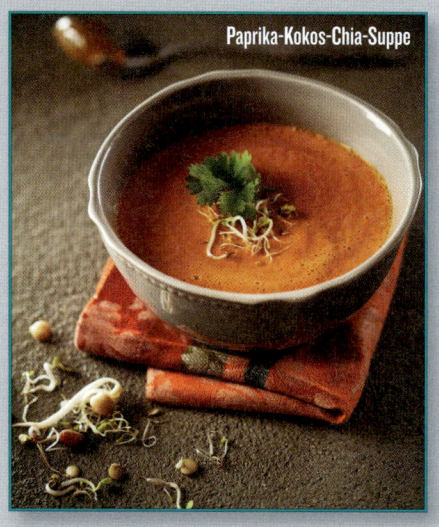
Paprika-Kokos-Chia-Suppe

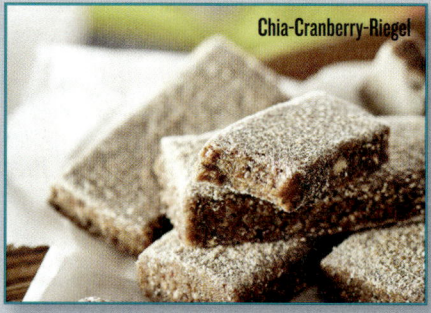
Chia-Cranberry-Riegel

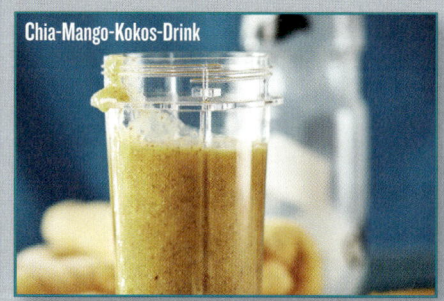
Goji-Kakao-Kugeln

Chia-Mango-Kokos-Drink

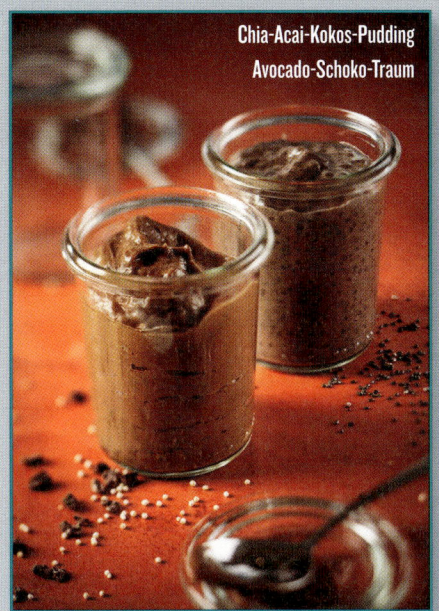

Chia-Acai-Kokos-Pudding
Avocado-Schoko-Traum

PUDDINGS

MÜSLIS/BREAKFAST-BOWLS

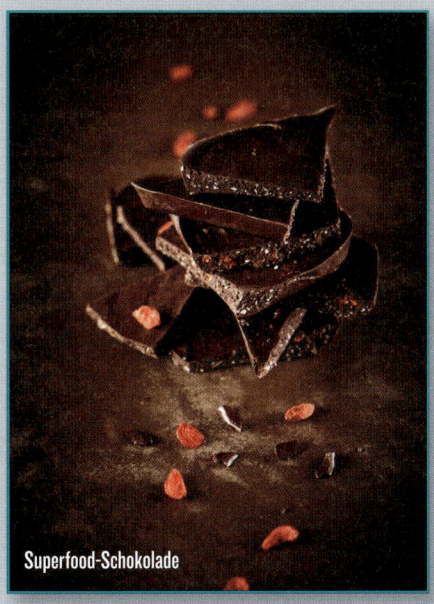

Superfood-Schokolade

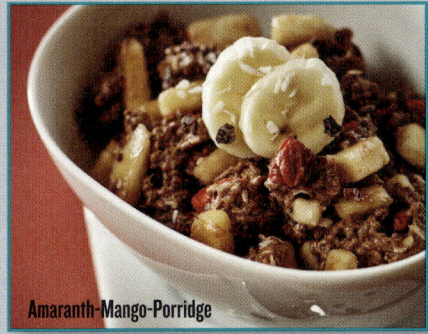

Amaranth-Mango-Porridge

SNACKS/EIS

Vorwort von Brendan Brazier

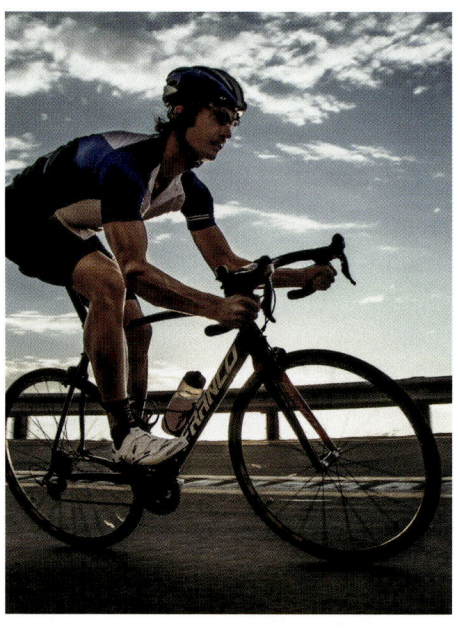

Radfahren war immer ein wesentlicher Teil meines Sports – es macht neben Laufen und Schwimmen einen großen Aspekt meines Trainings aus. Zu meinem Sport gehörte seit jeher aber nicht nur das Training, sondern auch die Suche nach der richtigen Ernährung. Ich habe sehr früh vieles ausprobiert, einiges beibehalten, anders wieder verworfen. Ich habe die Auswirkungen meiner Ernährung auf meine Leistung gespürt und am Ende für mich einen Weg gefunden, der den Körper stärkt, ihm mehr Energie verleiht und eine bessere Regeneration bewirkt. Am Ende wurde ich so zum professionellen Ironman-Triathleten und zweifachen 50-Kilometer-Ultramarathon-Meister.

Das passierte nicht von heute auf morgen. Es dauerte Jahre, mein Konzept, das auf einer vollwertigen, pflanzlichen Ernährung basiert, zu entwickeln. Das tat ich seinerzeit gegen den Trend einer ganz anders ausgerichteten Ernährung im Hochleistungssport. Ich profitierte am Ende nicht nur in Sachen sportlicher Leistung von ihr, sondern auch im Alltag abseits der Konkurrenz auf der Strecke: Die Abkehr von einer Ernährung, die auf industriell verarbeiteten und nährstoffleeren Lebensmitteln beruhte, bewirkte einen besseren Schlaf, weniger Stress und damit einhergehend auch eine bessere Laune. Ganz zu schweigen von einer besseren Gesundheit: Unstrittig ist, dass eine pflanzliche Ernährung das Risiko für Herz-Kreislauf-Krankheiten und Krebserkrankungen senkt – immerhin die häufigsten Todesursachen in unserer Gesellschaft.

Ich entschied mich meine Erkenntnisse mit anderen Menschen zu teilen und tue das in meiner Thrive-Reihe (»Vegan in Topform«). Bei Thrive handelt es sich nicht um eine nur temporär angewendete Diät, sondern um ein Alltagskonzept. Es ist ein Lifestyle, eine Art Philosophie, in der es um eine dauerhafte Veränderung von Gewohnheiten geht.

Die Vorteile einer pflanzlichen Ernährung liegen nicht nur für uns Sportler auf der Hand. Jeder, der etwas für seine Gesundheit tun möchte, kann sie umsetzen. Und erreicht damit viel mehr als nur körperliches Wohlbefinden. Er tut etwas für die Umwelt, für das Wohl von Tieren. Noch immer betrachten viele Menschen eine vegane Ernährung als extrem. Doch das einzig tatsächlich Extreme an einer pflanzlichen und vollwertigen Ernährung sind: ihre positiven Auswirkungen auf die persönliche Leistungsfähigkeit, das eigene körperliche Befinden und das Wohl unseres Planeten und seiner Bewohner.

Als Sportler hat man in der Regel nicht viel Zeit, sich um ausgefeilte Menü-Kreationen zu kümmern. In meinen Thrive-Büchern habe ich meine Rezepte nach und nach in der Zusammenarbeit mit Küchenchefs verfeinert. Aber ob schnell oder etwas aufwendiger zubereitet – die Wirkung der vollwertigen pflanzlichen Ernährung ist eine erstaunliche: Sie sorgt dafür, dass man sich deutlich schneller im Training erholt. Diese verkürzte Regenerationszeit wiederum liefert die Basis für ein intensiveres Training. Das konnte nicht nur ich feststellen, das erleben immer mehr Sportler und auch der Titel des vorliegenden Buches drückt dieses Ergebnis aus: »Be Faster, Go Vegan«.

Ich gratuliere Ben Urbanke zu den bemerkenswerten Leistungen, die er als Radfahrer mittlerweile vollbracht hat. Umso mehr, als er kein Profisportler ist, der oft ein ganzes Team hinter sich hat.

Es ist schön zu erleben, wie das Interesse an einer gesunden, pflanzlichen Ernährung nicht mehr nur als skurrile Randerscheinung gesehen wird, sondern mittlerweile in der Mitte der Bevölkerung, im »Mainstream«, angekommen ist. Und als Sportler freut es mich besonders, dass sie auch unter den Aktiven zunehmend Verbreitung findet. Nicht nur im Ausdauer-, sondern auch im Kraftsport. Nicht nur im Breiten-, sondern auch im Leistungssport.

Ben Urbankes Buch trägt seinen Teil dazu bei, diese Entwicklung weiter voranzubringen. Jeder, der dieses Buch in der Hand hält, geht einen Schritt in die richtige Richtung, einen großen Schritt in Richtung einer gesunden, aktiven Lebensweise. Ich wünsche Ihnen viel Erfolg bei Ihrer Entwicklung!

Brendan Brazier
Autor der »Vegan in Topform«-Bücher und kanadischer Ultramarathon-Champion

Vorwort von Daniel Roth und Katrin Schäfer

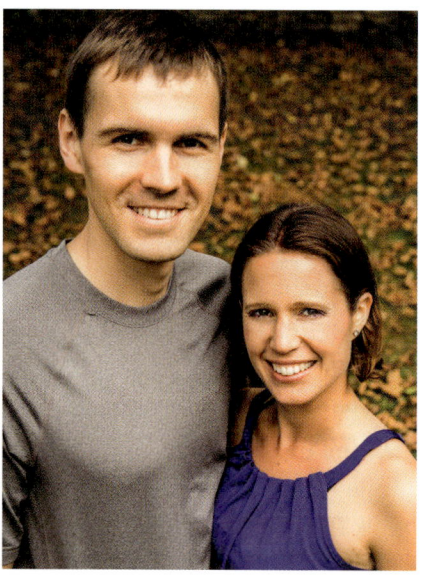

Es gibt Begegnungen mit Menschen, die man ganz schnell wieder vergisst. Und dann gibt es Begegnungen, die einem noch lange im Gedächtnis bleiben. Unsere erste Begegnung mit Ben gehörte zu dieser zweiten Sorte.

Wir haben Ben im Herbst 2014 auf der Frankfurter Buchmesse kennengelernt. »Ben verkauft Versicherungen und fährt Rad« – so machte unser gemeinsamer Freund Patrick uns damals augenzwinkernd miteinander bekannt.

Beides war natürlich nur die halbe Wahrheit.

Die Sache mit den Versicherungen war schnell geklärt: Ben hat vor einigen Jahren FIBUR gegründet – die erste ethisch-ökologische Vorsorgeberatung Deutschlands. Wer mit seiner Altersvorsorge keine Kinderarbeit, Atomkraft oder Lebensmittelspekulationen mitfinanzieren will, der kann sich dort beraten lassen. Das passte schon besser zu diesem besonnenen Typen, der für uns so gar nicht wie ein Versicherungsmakler aussah.

Nur wenige Tage länger dauerte es, bis wir herausfanden, dass Ben keineswegs einfach »nur« Rad fährt. Frisch auf Facebook vernetzt, tauchten plötzlich immer häufiger Statusmeldungen von 200-Kilometer-Trainingsfahrten, Non-Stop-Rennen über 400, 600 oder sogar 1000-Kilometer und neuen Streckenrekorden in unseren Nachrichten auf. Ben ist ein Rad-Verrückter im positiven Sinn: Seine Liebe zum Sport in der Natur ist ansteckend.

Und er ist ein Macher. Weil die typische Verpflegung bei Radrennen aus Salamibrötchen und Erbseneintopf mit Speck besteht, fing er kurzerhand damit an, sich sein eigenes Sportfood aus natürlichen, rein pflanzlichen

Zutaten herzustellen und in tausenden Trainingskilometern dem Härtetest zu unterziehen.

Und das mit Erfolg: Immer häufiger fuhr er seinen Trainingspartnern bei gemeinsamen Ausfahrten davon, und diese interessierten sich natürlich brennend für sein Erfolgsrezept. Und genau dieses Erfolgsrezept stellt Ben in seinem Buch vor.

Mit seinem Ansatz liegt er dabei voll im Trend: statt Fertiggerichten und Industriefood landen wieder echte Lebensmittel auf dem Teller. Schluss mit leeren Kalorien aus Softdrinks und Weißmehlprodukten – her mit den Nährstoffen, die unser Körper so dringend braucht ... vor allem, wenn wir ihn zu neuen sportlichen Höchstleistungen treiben wollen!

Und wer jetzt befürchtet, sich ab sofort stundenlang in der Küche einschließen zu müssen, um fad schmeckendes »Grünzeug« zuzubereiten, der liegt völlig daneben. Bens Rezepte sind lecker und trotzdem ganz unkompliziert, denn schließlich weiß er besser als jeder andere, dass Sportler ihre Zeit am liebsten auf dem Rad, in ihren Laufschuhen oder im Kraftraum verbringen.

Also: Be faster – go vegan! In diesem Buch verrät Ben dir, wie es geht.

Daniel Roth und Katrin Schäfer
www.beVegt.de

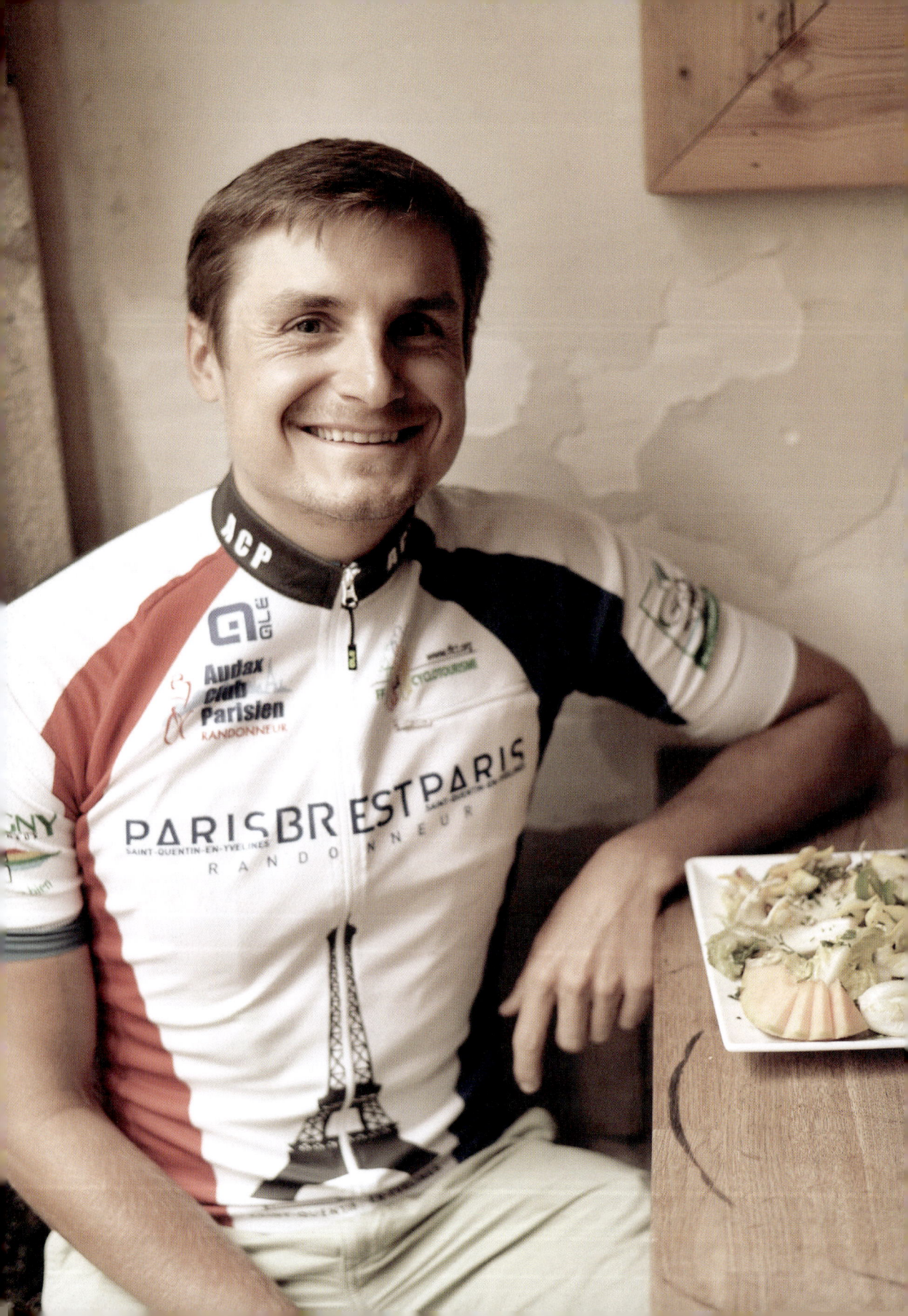

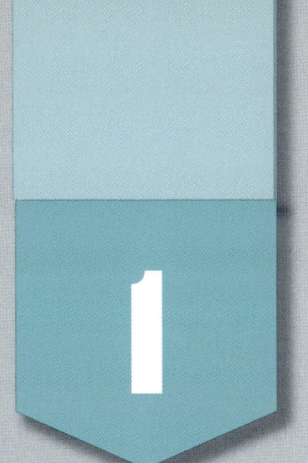

1

EINFÜHRENDES

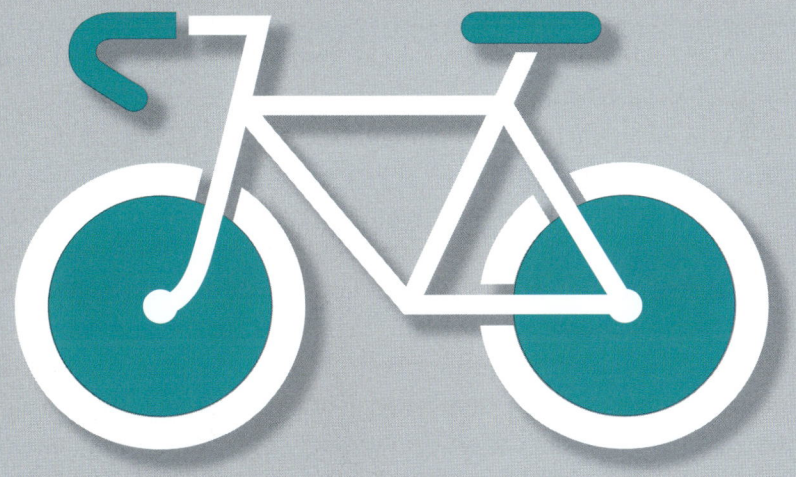

Radfahren war schon immer meine Leidenschaft.

Mich auf das Rennrad zu setzen und durch die Natur zu fahren, gefiel mir schon als Schüler besser, als mit anderen Gleichaltrigen Fußball zu spielen. Radfahren bedeutet für mich draußen zu sein, in der Natur, im Freien. Besonders morgens, wenn die Luft klar ist, fahre ich so oft wie möglich los. Ich genieße das Gefühl, dass mein Körper und das Rad eine funktionierende Einheit bilden, das Tempo und die automatische, fast schon monotone Bewegung meiner Beine. Man kann die Faszination des Radfahrens nur schwer erklären, aber wenn sie einen erst einmal richtig packt, bleibt man vermutlich sein Leben lang »radsüchtig«. In den letzten Jahren ist meine Leidenschaft für das Radfahren immer größer geworden, und ich habe schließlich sogar an einem der berühmtesten Radrennen der Welt sehr erfolgreich teilgenommen. Davon hätte ich vor wenigen Jahren noch nicht zu träumen gewagt.

Eine besondere Rolle bei alldem spielt ganz sicher das Thema Ernährung. Ich bin davon überzeugt, dass meine veränderte Ernährungsweise der Schlüssel zu meiner immensen Leistungssteigerung war und noch immer ist. Ich habe gemerkt, dass ich mich mit einer frischen, vollwertigen, rein pflanzlichen Kost fitter fühle und beim Radfahren einfach deutlich bessere Leistungen bringe. Eigentlich ist es erstaunlich, dass sich Sportler oft so wenig Gedanken machen, was sie ihrem Körper beim Sport zumuten. Bei Radrennen wird man von den Veranstaltern üblicherweise mit Erbseneintopf, Pommes oder Käse- und Salamistullen »verpflegt« – eine optimale Versorgung für Sportler sieht aber ganz sicher anders aus! Viele setzen daher zusätzlich auf Energie-Riegel und Gele, die man im Drogeriemarkt oder im Sporthandel kaufen kann. Sie sollen unterwegs die nötige Energie liefern – schnell und unkompliziert. Das klingt verheißungsvoll, und so ist um Fertignahrung für Sportler eine große Industrie mit riesigen Umsätzen entstanden. Aber sind solche Produkte tatsächlich optimal auf sportliche Aktivitäten abgestimmt? Schaut man sich die Inhaltsstoffe der Produkte an, so kann man das schwerlich glauben!

Doch gibt es überhaupt Alternativen? Die Antwort ist fast schon erschreckend simpel: natürlich! Statt auf Industriefood setze ich auf frische unverarbeitete Lebensmittel, die meinen Körper nicht belasten, sondern mir lang anhaltende Energie liefern. Statt Weißmehlprodukten, die nur »leere Kalorien« liefern, stehen heute vollwertige Lebensmittel mit einer hohen Nährstoffdichte auf meinem Speiseplan. Meine Ernährung ist inzwischen rein pflanzlich, also vegan, mit einem hohen Rohkostanteil. Klingt aufwändig? Keineswegs! In diesem Buch möchte ich dir zeigen, wie einfach und unkompliziert diese Art der Ernährung umzusetzen ist und wie du bereits mit kleinen Änderungen deines Speiseplans viel mehr Leistung erbringen kannst. Natürlich bekommst du von mir auch Infos zu den wichtigsten Nährstoffen für Sportler sowie Tipps für die optimalen Zeitpunkte der Nahrungsaufnahme. Ich habe zusätzlich viele Rezepte für dich zusammengestellt, die dir den Ein- und Umstieg in eine gesunde, natürliche und leistungssteigernde Ernährung erleichtern werden. Keine Angst: Du musst nicht von heute auf morgen alles umkrempeln! Fang einfach an, geh ganz entspannt mit deiner Ernährungsumstellung um und erlebe, welche positiven Änderungen in deinem Körper eintreten. Das wird dich garantiert motivieren, den Weg weiter zu gehen!

Vor einiger Zeit bin ich dazu übergegangen, meine Verpflegung für Trainingseinheiten und Rennen selber herzustellen, und meine großen Leistungssteigerungen der letzten Jahre geben mir Recht. Magenprobleme und Leistungstiefs nach der Verpflegungspause kenne ich schon lange nicht mehr, Heißhunger und den berüchtigten »Mann mit dem Hammer« sowieso nicht. Ich habe stattdessen mehr Energie zur Verfügung und benötige deutlich kürzere Regenerationsphasen. Im Januar 2015 bin ich 30 Tage hintereinander jeden Tag auf mein Rennrad gestiegen und habe täglich mindestens 100 Kilometer zurückgelegt. Am letzten Tag habe ich sogar eine 300-Kilometer-Tour bewältigt – alles ohne Muskelkater! Im August 2015 habe ich mir einen großen Traum erfüllt und bin das berühmte Radrennen Paris-Brest-Paris sehr erfolgreich gefahren – in weniger als 50 Stunden für eine Strecke von 1.200 Kilometern mit 12.000 Höhenmetern. Niemals hätte ich eine solche Leistung für möglich gehalten!

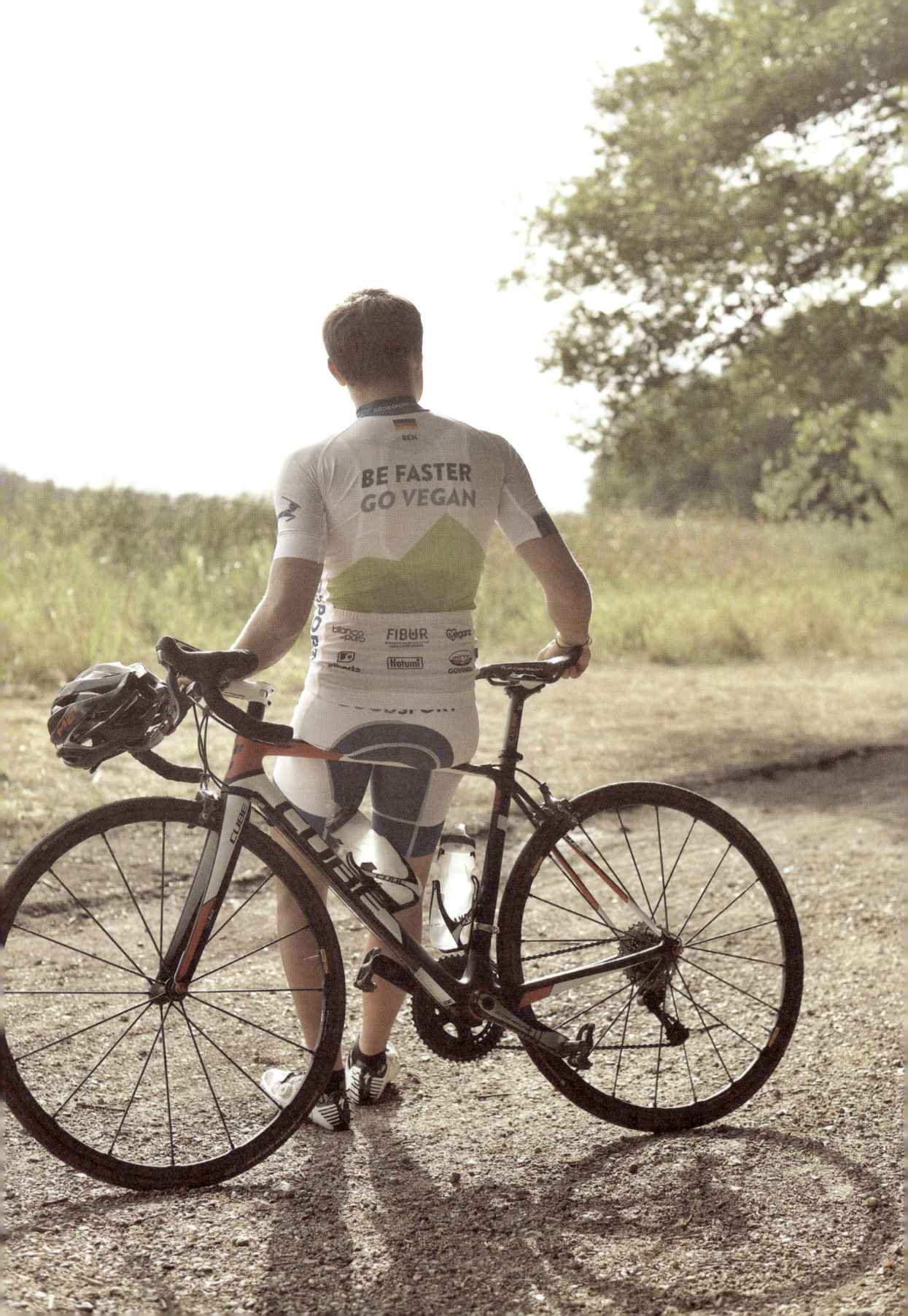

Aber keine Sorge: Du musst nicht jeden Tag 100 Kilometer Rad fahren können. Es ist egal, ob du Anfänger, ambitionierter Hobbysportler oder bereits Profi bist. Es ist egal, ob du Rennradfahrer, Schwimmer, Triathlet oder Läufer bist oder ob du einfach einen anstrengenden Alltag hast, der dir alles abverlangt. Jeder kann seinen Körper mithilfe einer vernünftigen Ernährung entlasten, kann leistungsfähiger, wacher und konzentrierter werden. Folge mir durch das Buch und du wirst sehen, dass eine gesunde Ernährung keine Raketenwissenschaft, sondern vor allem mit viel Spaß und ganz neuen Geschmackserlebnissen verbunden ist.

Keine Angst, du musst deine kostbare Freizeit zukünftig nicht häufiger in der Küche statt auf dem Rad oder im Schwimmbad verbringen, um komplizierte und zeitaufwändige neue Gerichte zuzubereiten! Ich selber bin schließlich auch kein Profisportler, der den Luxus hat, sich den ganzen Tag seinem Training und seiner Ernährung widmen zu dürfen. Ich fahre in meiner Freizeit. Gerade deshalb sind meine Gerichte extrem schnell vor- und zubereitet.

Warum dieses Buch?

Nicht nur mir selbst fiel auf, wie sehr sich meine Leistungen während meiner Ernährungsumstellung verbesserten. Auch meinen Radfreunden, mit denen ich schon seit einigen Jahren regelmäßig trainiere, blieb nicht verborgen, dass ich immer häufiger vorneweg fuhr und nach den Einheiten noch ziemlich fit war. Angesichts einer solch deutlichen Leistungssteigerung kann bei Mitfahrern leicht der Verdacht aufkommen, dass man mit irgendwelchen Mittelchen nachhilft. Genau das tue ich ja auch, aber weder mit Eigenblut, noch mit EPO, sondern ganz einfach mit einer gut durchdachten Ernährung, die mir zu ordentlicher Power verhilft.

Zunehmend bekamen auch andere Radbegeisterte während der Rennen mit, dass ich mich anders ernähre als sie selbst. Sie wollten wissen, was das eigentlich für »komische Bällchen oder Samen« sind, die ich stets dabei habe. Über so ein Interesse freue ich mich bis heute sehr und erkläre immer gerne, welche positiven Auswirkungen meine Ernährung auf meine Leistungen hat. Nicht wenige Radkollegen hat das sogar tatsächlich dazu motiviert, meine Tipps in die Praxis umzusetzen, und auch sie haben ähnlich positive Veränderungen zu verzeichnen.

All die Nachfragen und vor allem das positive Feedback brachten mich schließlich auf die Idee, dieses Buch zu schreiben. Ich möchte dir zeigen, welche großartigen Möglichkeiten eine gut geplante rein pflanzliche Ernährung besonders für Ausdauersportler bietet.

Du wirst nicht geschwächt vom Rad kippen oder nach einem langen Lauf das Taxi nach Hause anrufen müssen. Im Gegenteil: Du wirst deine Leistungen steigern, dich vom ›Mann mit dem Hammer‹ verabschieden und den Muskelkater zum Schweinehund in die Ecke schicken können. Doch nicht nur beim Sport, sondern auch im Alltag wirst du dich besser fühlen – fitter, wacher und konzentrierter.

Was bietet dieses Buch? Und was nicht?

Dieses Buch soll dich dazu »anstiften«, deinen Körper mit Nahrungsmitteln zu »betanken«, die dir jede Menge Energie liefern. Es soll dir helfen, die optimalen Lebensmittel und Nährstoffquellen für sportliche Leistungssteigerung und erhöhtes Wohlbefinden zu entdecken, und gleichzeitig aufzeigen, welche Lebensmittel du zukünftig unbedingt meiden solltest. Neben vielen Infos erhältst du jede Menge ganz einfache und schnell zubereitete Rezepte, damit du die neu gewonnenen Erkenntnisse auch gleich in die Praxis umsetzen kannst.

Dieses Buch ist allerdings kein Sport- oder Ernährungsbuch, das wissenschaftlich-fundiert extrem in die Tiefe geht. Du hältst mit »Be faster – go vegan« einen kompakten Ratgeber in der Hand, der alles Wichtige kurz und bündig vermittelt. Wenn du bereit bist, dann kannst du direkt mit der Ernährungsumstellung anfangen.

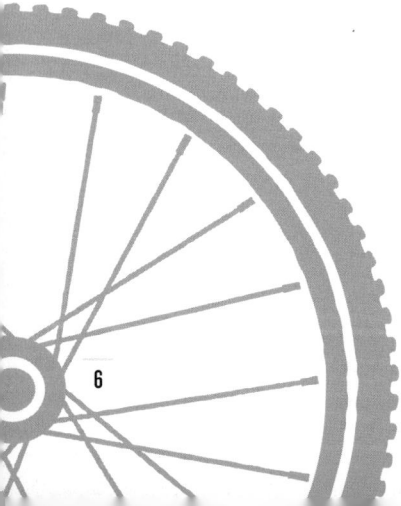

SPORTLICHES

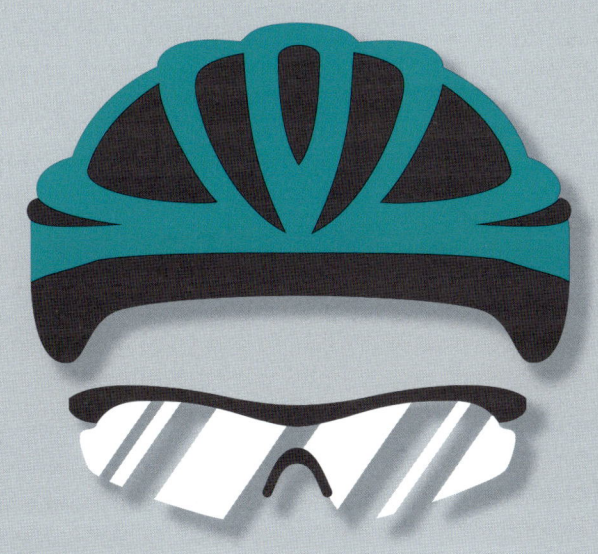

I. ETAPPE: **Auf nach Korsika**

Wenn ich zurückdenke, dann war mein persönliches Schlüsselerlebnis die Radtour Garmisch-Korsika-Garmisch, die mein Klassenlehrer im Sommer 1999 organisierte. Bis dahin hatte ich die eine oder andere Sportart ausprobiert, aber echte Begeisterung war bei keiner dieser Sportarten aufgekommen. Das änderte sich mit dieser Tour endgültig. Monatelang hatten wir zuvor für die große Fahrt trainiert: Zwei bis drei Mal die Woche hatte sich unsere Truppe nach der Schule auf den Sattel geschwungen, bis es endlich losging.

Unsere Route führte durch die Schweiz und die Po-Ebene nach Italien. Dort setzten wir mit der Fähre über nach Korsika. Auf Korsika verbrachten wir eine Woche, in der wir die Insel umrundeten, bevor wir wieder zurück nach Garmisch radelten.

Während der Vorbereitungen auf die Tour wurde ich großer Fan von Marco Pantani, einem italienischen Profirennradfahrer, der leider im Jahr 2004 zu Tode gekommen ist. Ich besorgte mir für die Tour das gleiche Trikot, das Pantani damals trug, und fuhr damit auf dem Weg nach Korsika durch die Zillertaler Alpen. Ich hatte mir die Haare sehr kurz schneiden lassen und trug fast schon eine Glatze. Das hatte rein praktische Gründe, weil ich hoffte, mit kürzeren Haaren weniger zu schwitzen. Aber auch Pantani trug damals eine Glatze und so kam es, dass mich die Leute unterwegs anfeuerten und ich aus vorbeifahrenden Autos immer wieder »Pantani, Pantani!«-Rufe hörte. Ob diese ernst gemeint waren oder nicht, sei dahingestellt, aber während eines anspruchsvollen Berganstiegs beflügelten mich die Anfeuerungen derart, dass ich 30 Minuten vor den anderen oben ankam.

Auf dem Brennerpass gab es einen berühmten Laden für Trikots aller Art, den wir unbedingt besuchen wollten. Mein Blick fiel auf ein Trikot des »Team Telekom«, und ich wollte es unbedingt haben. Ich weiß noch genau, wie ich dort stand, mein Portemonnaie leerte und den Kaufbetrag in drei Währungen zusammenstotterte: Deutsche Mark, italienische Lira und Schweizer Franken. Ab diesem Zeitpunkt fuhr ich nicht nur quasi »als Pantani«, sondern auch noch für das Team Telekom – zumindest fühlte es sich ein ganz klein wenig so an.

Es gab aber nicht nur schöne Erlebnisse auf dieser Tour für mich. Auf Korsika stürzte ich heftig. Wir fuhren stets mit 10 Kilo Gepäck am Rad, außer an Ruhetagen – ohne das Gepäck waren die Räder viel leichter, und somit auch das Bremsverhalten ganz anders. An einem dieser Ruhetage stieg ich natürlich auch aufs Rad und das Schicksal nahm seinen Lauf. Während einer Abfahrt bremste ein vor mir fahrender Bus sehr abrupt ab. Ich bremste zwar auch, aber leider fehlte plötzlich das Gegengewicht des Gepäcks und ich machte einen sehr uneleganten Abgang über den Lenker. Meine Hände und mein Kinn sahen danach leider nicht besonders gut aus.

Mit blutverschmiertem Trikot trat ich den Rückweg zu unserer Unterkunft an. Ich muss ziemlich schlimm ausgesehen haben, denn mein Lehrer rief sofort den Notarzt, ich wurde ins Krankenhaus gefahren und dort genäht.

Der Unfall änderte aber nichts an meiner Begeisterung für das Radfahren. Und diese verdanke ich in erster Linie meinem Sportlehrer, der uns immer wieder vorantrieb und uns mit einem Augenzwinkern 150-Kilometer-Touren als 100-Kilometer-Touren verkaufte. Mein Sportlehrer verfolgt meine Radtouren bis heute. Auch er fährt mit großer Begeisterung Rad, ist ein echter Radverrückter, so wie ich. Danke fürs »Infizieren«, lieber Michael!

2. ETAPPE: Quer durchs Ruhrgebiet

Nach dem Sommer von Korsika trainierte ich regelmäßig auf dem Rad, mindestens drei Mal die Woche. Ich begann, erste offizielle Radtouren bei lokalen Events zu fahren, die regelmäßig in der Umgebung stattfanden. Ich studierte den Saisonkalender und verbrachte fortan viele Wochenenden außerhalb meiner Heimatstadt Duisburg auf dem Rad. Ich sah dabei eine Menge vom Ruhrgebiet (das wirklich sehr schön ist, wenn man es mit dem Rad erkundet).

Für diese Rennen muss man keinem Verein angehören und man kann für kleines Geld starten. Ich kaufte mir ein neues Rad und ein GPS-Gerät von Garmin, auf das ich mir die zu fahrenden Strecken laden konnte.

Mir ging es damals wirklich nicht darum, irgendwas zu gewinnen. Ich genoss diese Wochenenden vor allem, weil ich viel in der Natur unterwegs war und Menschen kennenlernte, mit denen ich Telefonnummern austauschen und mich zu anderen Touren verabreden konnte. Plötzlich fachsimpelte ich über Höhenmeter und schwierige Streckenabschnitte.

Wenig bis gar nicht geändert hat sich seit meiner ersten Teilnahme an einem Rad-Event die angebotene Verpflegung, die man mit dem Startgeld mitbezahlt. Das Gesündeste sind Bananen, der Rest allerdings ist eher fraglich, z. B. Müsliriegel vom Discounter mit hohem Zuckergehalt, Käse- und Wurstbrötchen, dazu Eistee aus Konzentrat. Fährt man eine Marathonstrecke von über 200 Kilometern, bekommt man zusätzlich eine warme Mahlzeit, zumeist Eintöpfe mit Würstchen. Auch Kaffee und Kuchen werden ganz selbstverständlich angeboten und gerne genommen. Gesund geht anders!

Ich war damals noch nicht schlauer und griff ebenfalls zu. Schließlich aßen es alle anderen auch, und außerdem hatte ich das ja mitbezahlt! Zugegeben: ein bisschen Geiz war auch dabei. Seitdem hat sich zum Glück viel bei mir verändert.

3. ETAPPE: Hochschulsport Münster

2010 folgte ich einem meiner Professoren nach Münster, um dort zu promovieren. Münster ist die Fahrradhauptstadt schlechthin. Wer zum ersten Mal in der Stadt ist, bemerkt sehr schnell, dass viele Menschen auf Fahrrädern unterwegs sind. Nicht zuletzt deshalb hab ich mich dort gleich richtig wohlgefühlt. An der Universität gibt es eine eigene Rennradgruppe, der ich mich sofort anschloss. Da ich inzwischen schon ziemlich gut mit dem Rad unterwegs war, fuhr ich zwei Mal pro Woche mit den Fortgeschrittenen und zusätzlich am Wochenende mit den Triathleten. Nach den offiziellen Trainings bin ich sogar oft einfach weiter gefahren, weil ich noch Kraft und Lust hatte. An den Wochenenden nahm ich an vielen RTF (Radtourenfahrten) teil. Ich lernte beim Hochschulsport eine Menge Leute kennen, mit denen ich teilweise auch heute noch gemeinsam fahre.

2012 war ein sehr wichtiges Jahr für mich, denn damals stellte ich meine Ernährung komplett auf den Kopf. Statt vegetarisch ernährte ich mich fortan nur noch rein pflanzlich. Ich hatte mich in den Jahren zuvor immer eingehender mit den Auswirkungen unseres Konsums auf Tiere und Umwelt auseinandergesetzt. Mir wurde zunehmend klar, dass der Verzehr von Fleisch und anderen tierischen Produkten nicht nur meiner Gesundheit schaden konnte, sondern auch aus ökologischer Sicht sehr kritisch zu bewerten ist: Das Abholzen von Regenwäldern für den Anbau von Tierfutter, der hohe Energieverbrauch für die Fleischproduktion und andere negative Begleiterscheinungen des hohen Fleischkonsums weltweit – all das veränderte meine persönliche Sichtweise, und am Ende stand der Entschluss, vegan zu leben. Mit dieser Umstellung ging tatsächlich auch eine merkliche Leistungssteigerung einher, und gleichzeitig stieg auch das Interesse meiner Radfreunde an meiner Ernährungsweise. Ich begann, mit meiner Verpflegung für Trainings und Rennen zu experimentieren und war erstaunt, festzustellen, wie ungeheuer stark die Art der Ernährung sportliche Leistungen beeinflussen kann.

4. ETAPPE: Burning Roads

Mit der Zeit konnte ich Rennen mit Distanzen von bis zu 200 Kilometern problemlos bewältigten. Eine neue Herausforderung musste also her. Ich meldete mich für den »Burning Roads«-Marathon im Juni 2013 an: an einem Tag 400 Kilometer quer durchs Münsterland. Das Rennen findet jedes Jahr im Juni statt und die Startgelder werden für einen guten Zweck gespendet. Starten kann hier im Prinzip jeder, vorausgesetzt, er ergattert einen der 100 begehrten Startplätzen. Man darf sich von den schönen Rahmenbedingungen nicht täuschen lassen: Die 400 Kilometer haben es in sich. Und doch wusste ich tief in meinem Inneren, dass ich es schaffen würde. Ich beruhigte mich damit, dass ich im Falle eines Scheiterns jederzeit in den Besenwagen einsteigen könnte, der bei jedem Rennen hinter dem Fahrerfeld mitfährt und die Entkräfteten einsammelt.

Damals hatte ich die verrückte Idee, statt mit dem Auto direkt mit dem Rad anzureisen. Von Münster nach Ochtrup – wo Start- und Zielpunkt des Rennens lagen – waren es knapp 50 Kilometer, und ich dachte mir: Die schaffst du auch noch zusätzlich! Der Startschuss für das Rennen sollte allerdings um 2 Uhr nachts fallen, und so plante ich, um 23 Uhr in Münster loszufahren, um gleich ins Rennen durchstarten zu können. An einen entspannten Schlaf am Nachmittag vor dem Startschuss war ohnehin nicht zudenken –die Aufregung war einfach zu groß! Also machte ich mich nicht ganz optimal ausgeruht auf den Weg nach Ochtrup. Das Adrenalin musste es irgendwie richten.

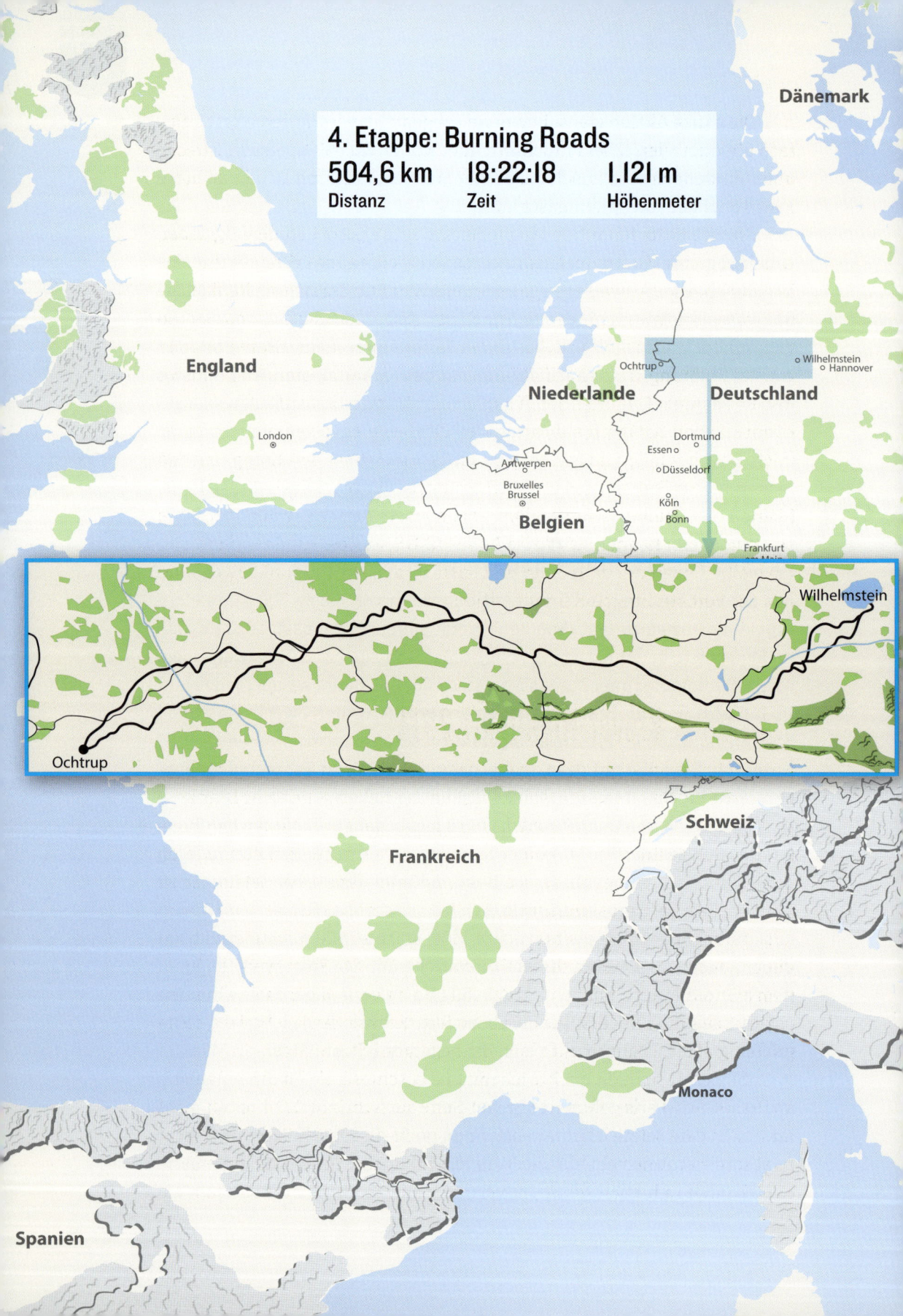

4. Etappe: Burning Roads
504,6 km   **18:22:18**   **1.121 m**
Distanz   Zeit   Höhenmeter

Dänemark

England

London

Niederlande

Ochtrup

Deutschland

Wilhelmstein
Hannover

Antwerpen

Bruxelles
Brussel

Belgien

Dortmund

Essen
Düsseldorf

Köln
Bonn

Frankfurt
am Main

Wilhelmstein

Ochtrup

Schweiz

Frankreich

Monaco

Spanien

Die ganze Aktion war schon etwas abgedreht, vermutlich war ich einfach übermotiviert, aber ich schaffte tatsächlich die 400 Kilometer Strecke und fuhr danach sogar noch die 50 Kilometer nach Hause. Am Ende hatte ich 48 Stunden lang nicht geschlafen.

Damals hatte ich schon längst stets meine eigene Verpflegung dabei, während meine Mitstreiter zur angebotenen Verpflegung griffen. Meine veränderte Ernährungsweise zeigte jedenfalls Wirkung: Da sich ein Radkollege im Ziel darüber wunderte, dass ich nach dem 400-Kilometer-Rennen noch so fit war, berichtete er mir vom berühmten Radrennen »Paris-Brest-Paris«. Er war der Meinung, dass eine Teilnahme an dem Traditionsrennen inklusive der notwenigen Qualifikation für mich die richtige Herausforderung sein könnte. Schon hatte ich ein neues Ziel! Zu Hause angekommen setzte ich mich – nachdem ich ausgeschlafen hatte – gleich an den Computer und recherchierte Fotos, Infos und Erfahrungsberichte zu Paris-Brest-Paris. Meine Entscheidung war gefallen. Das nächste dieser nur alle vier Jahre stattfindenden Rennen würde im August 2015 starten – und zwar mit mir. Ich wollte unbedingt dabei sein und hatte ab diesem Zeitpunkt zwei Jahre Zeit für Vorbereitung und Qualifikation.

5. ETAPPE: Brevet-Highlights 2014

Natürlich war ich nicht der Einzige, der bei Paris-Brest-Paris an den Start gehen wollte. Das Interesse ist inzwischen so groß, dass nur eine limitierte Anzahl von Fahrern teilnehmen darf – es gibt sogar ein Nationenschlüssel. Für Deutschland durften im Jahr 2011 knapp 400 Fahrer teilnehmen, wie ich herausfand. Nun galt es aber erst einmal, die Teilnahmevoraussetzungen zu erfüllen. Seit 1979 muss man im selben Jahr, in dem das Rennen stattfindet (also für mich 2015), Brevets von 200, 300, 400 und 600 Kilometern absolvieren, und zwar exakt in dieser Reihenfolge. Die Startplatzvergabe kann man allerdings auch noch durch das längste im Vorjahr gefahrene Rennen positiv beeinflussen. Je länger die absolvierte Renndistanz im Vorjahr, desto größer sind die Chancen auf einen der begehrten Startplätze.

»Sicher ist sicher!«, dachte ich mir und beschloss, die für die Teilnahme an Paris-Brest-Paris geforderte Brevet-Serie auch im Jahr 2014 komplett zu fahren. Zudem setzte ich mir in den Kopf, noch ein 1.000-Kilometer-Brevet zu absolvieren, um meine Chancen auf die Teilnahme zusätzlich zu steigern. Manch einer hält mich sicher für verrückt, aber ich habe in jenem Jahr die

Rennen über 200, 400 und 600 Kilometer sogar gleich zwei Mal bewältigt – ich wollte einfach meine Grenzen austesten. Der Begriff »radverrückt« passt wohl auf jeden Fall bei mir!

Es läuft auch bei mir nicht immer alles ganz glatt, wie sich auch bei meinem 400-Kilometer-Brevet 2014 rund ums Ruhrgebiet zeigte.

400 Kilometer rund ums Ruhrgebiet – das Frustrennen

Vor dem ersten 400-Kilometer-Brevet, den 2014 ich zur besseren Vorbereitung fahren wollte, war ich hoch motiviert und voller Vorfreude. Doch dann ging schief, was schiefgehen konnte. Es regnete permanent, was allerdings noch das geringste Problem war. Bei Wesel muss man mit einer Fähre über den Rhein setzen. Diese braucht ca. 10 Minuten für eine Strecke, sodass alle 20 Minuten eine Fähre am Anleger ankommt. Ich war mit der Führungsgruppe unterwegs, und wir hatten Glück, dass die Fähre genau zur rechten Zeit ankam. Die Überfahrt war allerdings sehr windig und ich kühlte schnell aus, gerade weil ich schon komplett durchnässt war. Auf der anderen Flussseite angekommen, stieg ich aufs Rad und wollte losfahren – doch ich hatte plötzlich einen platten Reifen. Also musste ich die anderen erst einmal ohne mich weiterfahren lassen.

Ich wechselte den Schlauch im inzwischen heftigen Regen, prüfte auch die Innenseite vom Reifenmantel auf Glassplitter oder Steinchen – alles schien okay. Als ich den Reifen aber aufpumpte, wurde mir gleich klar, dass ich etwas übersehen haben musste, denn der Reifen wurde gleich wieder platt. Das war er nun, der einzige Ersatzschlauch, den ich dabei gehabt hatte. Der Frust saß tief.

Meine Hoffnung setzte ich in die nächste ankommende Gruppe. Ich wurde aber enttäuscht, denn keiner wollte mir mit einem Ersatzschlauch aushelfen. Niemand wollte etwas riskieren. Also wartete ich weitere 20 Minuten auf die nächste Gruppe und hatte diesmal Glück: Zwei Fahrer halfen mir mit einem Schlauch aus. Sie warteten allerdings verständlicherweise nicht auf mich, sondern fuhren sofort weiter.

Ich wechselte den Schlauch erneut, was mit inzwischen eiskalten Fingern gar nicht so einfach war. Doch diesmal ging alles gut, abgesehen davon, dass ich inzwischen schon über eine Stunde verloren hatte. Der Regen prasselte unermüdlich auf mich nieder und mir kam kurz der Gedanke, das Rennen abzubrechen. Ich zwang mich aber, an Paris zu denken, und das motivierte mich doch noch. Ich konnte irgendwann zu den edlen Schlauch-

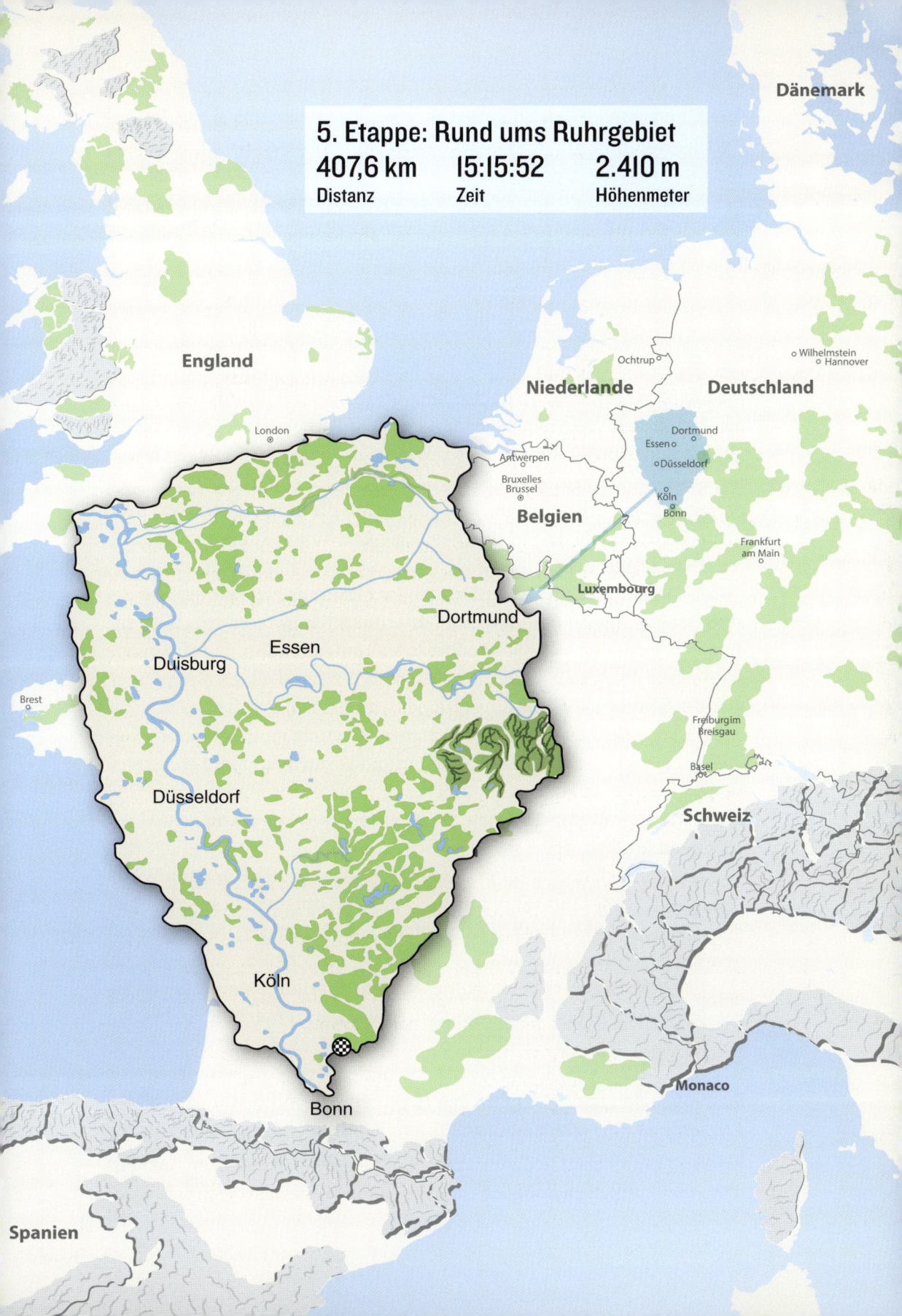

5. Etappe: Rund ums Ruhrgebiet

407,6 km	15:15:52	2.410 m
Distanz	Zeit	Höhenmeter

spendern aufschließen und fuhr mit ihnen das Rennen zu Ende. Im Ziel kam dann die nächste Hiobsbotschaft: Ich wurde disqualifiziert, weil mein Rücklicht angeblich nicht ausreichend Licht ausstrahlte. So ein Ärger!

Ich hakte das Rennen ab, startete eine Woche später beim nächsten 400-Kilometer-Brevet und kam dort pannenfrei mit der Führungsgruppe ins Ziel.

600 Kilometer Bergisches Land – Streckenrekord

Im Juni 2014 hieß es dann noch einmal 200 Kilometer draufpacken, denn ich startete beim 600-Kilometer-Brevet im Bergischen Land. Dieses Brevet gilt mit seinen 6.700 Höhenmetern als eines der härtesten in Deutschland. Bei Paris-Brest-Paris allerdings würde ich sogar eine doppelt so lange Strecke zu bewältigen haben, also sollten mir die anstehenden 600 Kilometer nicht zu viel Angst einjagen. Eine Bewährungsprobe würden sie trotzdem darstellen.

Ich fuhr vom Start weg direkt in der Führungsgruppe mit – wieder zurückfallen lassen konnte ich mich schließlich immernoch, falls das Tempo zu hoch sein sollte. Ich konnte jedoch gut mithalten, und die Gruppe schrumpfte stetig zusammen, bis wir nur noch zu viert waren. Die anderen drei Mitfahrer in der Führungsgruppe kannten sich bereits untereinander, ich war sozusagen »der Neue«. Natürlich wurde mein obligatorisches »Vegan-Shirt« (vom veganen Buchverlag und Veganshop »roots of compassion«) gleich bemerkt und vermutlich insgeheim auch belächelt. Nach 150 Kilometern verabschiedete sich der nächste aus unserer Gruppe und wir waren nur noch zu dritt.

Nachdem etwa 300 Kilometern muss man mit der Fähre die Weser überqueren. Diese fährt allerdings nur bis 19 Uhr, kommt man zu spät, muss man einen großen Umweg in Kauf nehmen. Kurz nach 18 Uhr setzten wir aber noch rechtzeitig über.

In der Nacht hatte einer meiner beiden Mitstreiter einen Durchhänger. Ich schlug vor, einen 5-Minuten-Powernap zu machen. 5 Minuten zu schlafen klingt vielleicht nicht sehr hilfreich, aber es ist erstaunlich, wie groß die Wirkung ist. Wir setzten uns zu dritt nebeneinander in eine Bushaltestelle, und ich stellte den Handywecker auf 5 Minuten später. Wir wollten verhindern, auszukühlen, denn die Temperaturen waren in der Nacht ziemlich niedrig. Alle schliefen umgehend ein, und als wir nach 5 Minuten unsanft vom Wecker in die Realität zurückgeholt wurden,

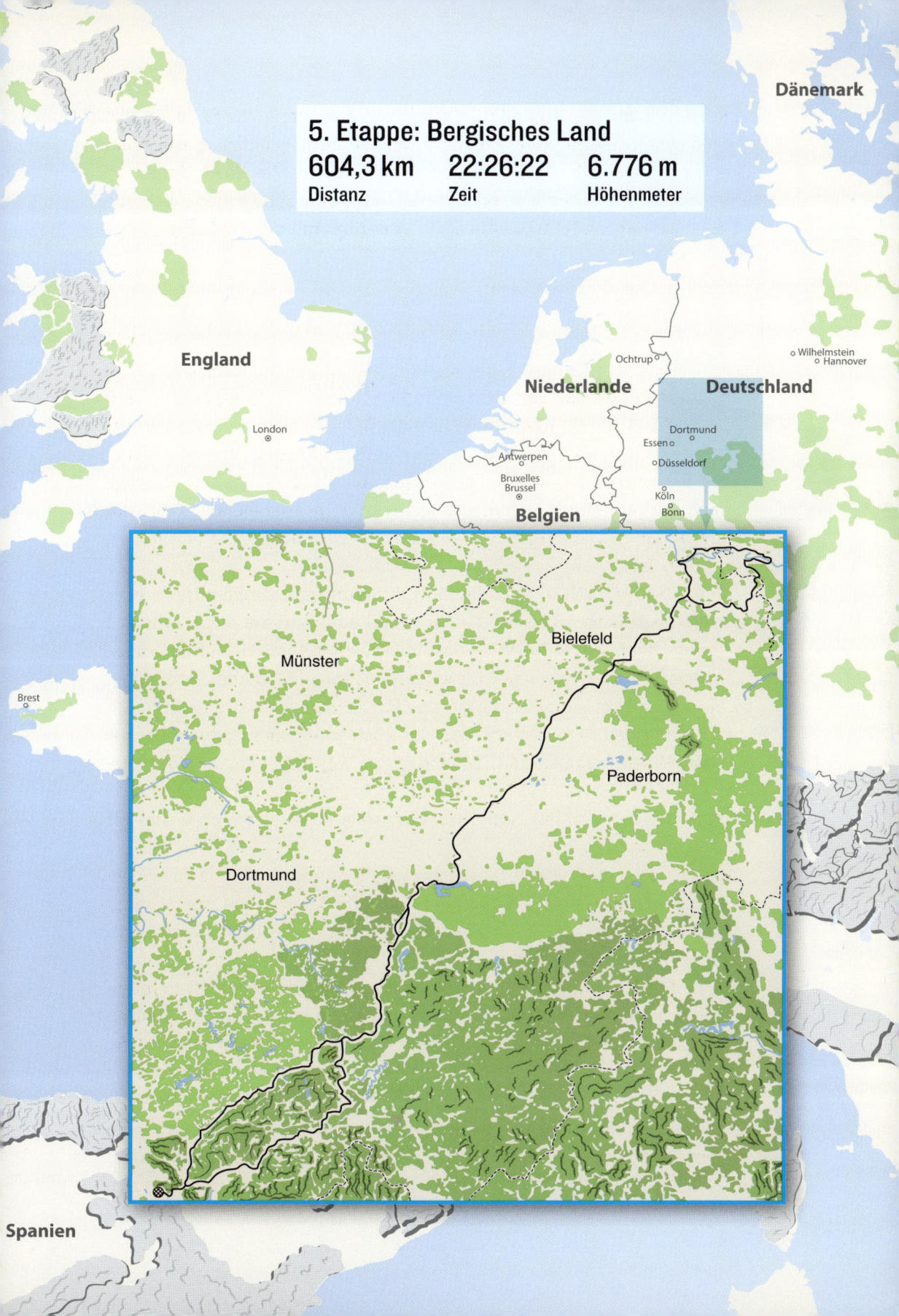

5. Etappe: Bergisches Land

604,3 km	22:26:22	6.776 m
Distanz	Zeit	Höhenmeter

Dänemark

England

Niederlande

Deutschland

Ochtrup

Wilhelmstein
Hannover

Dortmund

Antwerpen

Essen

Bruxelles
Brussel

Düsseldorf

Belgien

Köln
Bonn

Brest

Münster

Bielefeld

Paderborn

Dortmund

Spanien

London

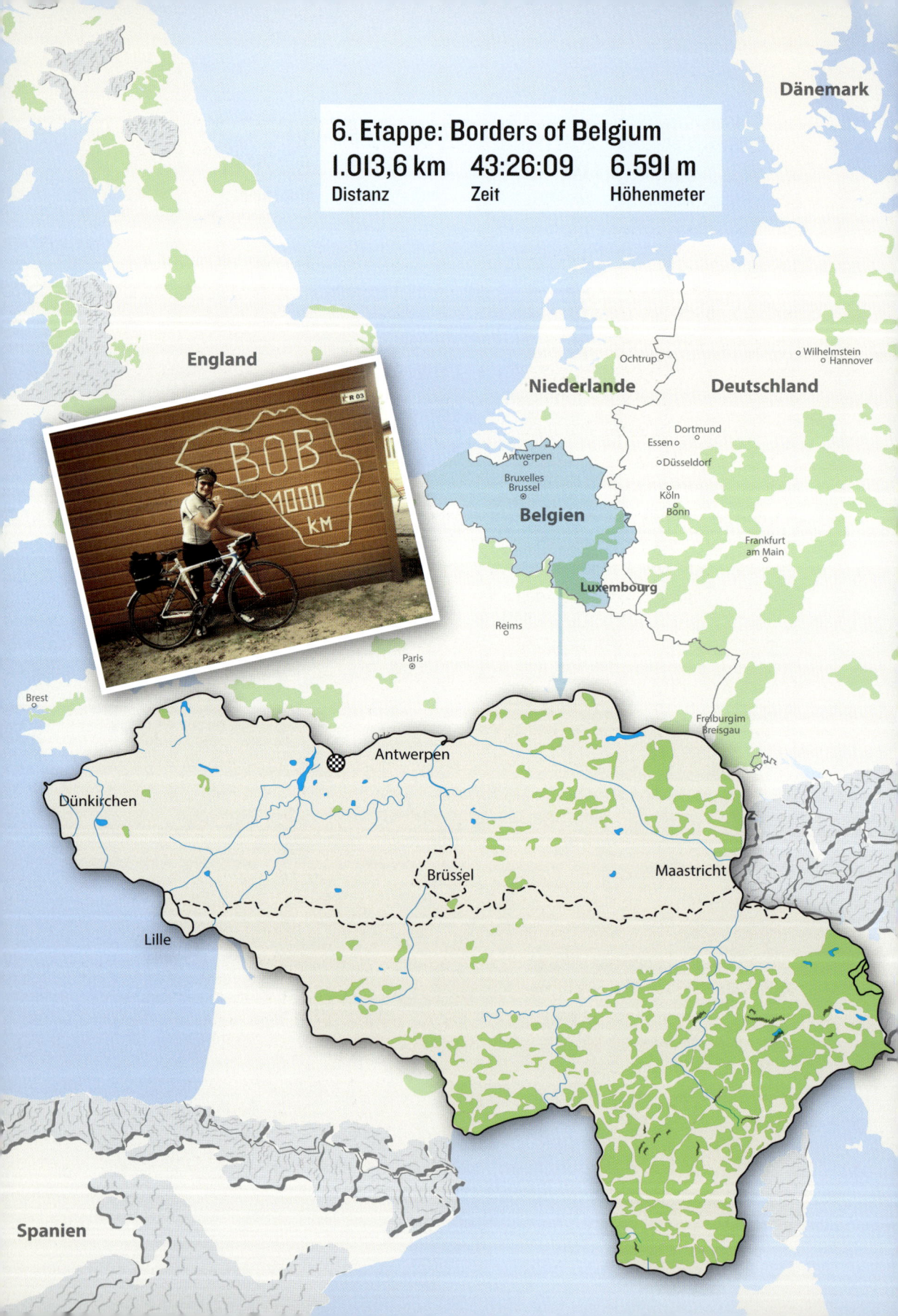

6. Etappe: Borders of Belgium

I.013,6 km	43:26:09	6.591 m
Distanz	Zeit	Höhenmeter

Dänemark

England

Niederlande

Deutschland

Ochtrup

Wilhelmstein
Hannover

Dortmund

Essen
Düsseldorf

Antwerpen
Bruxelles
Brussel

Köln
Bonn

Belgien

Frankfurt
am Main

Luxembourg

Reims

Paris

Brest

Freiburg im
Breisgau

Orl

Antwerpen

Dünkirchen

Brüssel

Maastricht

Lille

Spanien

BOB
1000
KM

fühlten wir uns wieder ein wenig fitter. Diese 5 Minuten waren für uns übrigens der einzige Schlaf während des gesamten Rennens. 26 Stunden radelten wir Seite an Seite.

Während ich stets sehr auskunftsfreudig bin, was meine Verpflegung angeht, hüllte sich einer meiner Mitstreiter, den ich auf sein seltsam blaues Getränk ansprach, erstaunlicherweise in Schweigen. Was er sich da wohl zusammengemischt hatte? Während die anderen zwischendurch mal an einem Supermarkt haltmachten, um sich mit Brötchen, Kaffee oder Müsli-riegeln zu versorgen, bereitete ich mir ein Getränk mit Chiasamen zu, was zu erneutem Staunen und Nachfragen führte. Daran hatte ich mich längst gewöhnt und gab mein »Geheimrezept« gerne preis.

Wie gut wir in der Zeit lagen, wurde uns erst um 8:00 Uhr morgens so richtig bewusst, als wir im Ziel ankamen. Der Veranstalter war noch nicht mal vor Ort, da noch nie jemand vor 9:30 Uhr angekommen war. Also riefen wir ihn an und machten uns bemerkbar. Natürlich geht es bei den Rennen nicht vordergründig um Platzierungen oder Zeiten, aber wenn man einen neuen Zeitrekord aufstellt, ist das natürlich eine große Motivation für alles Weitere, was kommt – das gebe ich gerne zu.

6. ETAPPE: Borders of Belgium

Im September 2014 verabschiedete ich mich erneut von meiner Komfort-zone und nahm mein erstes 1.000 Kilometer-Brevet in Angriff. Beim »Bor-ders of Belgium«, entlang der belgischen Grenzen, muss die Strecke mit ihren insgesamt 7.500 Höhenmetern in maximal 75 Stunden bewältigt werden. Bei diesem Rennen ist man komplett auf sich allein gestellt, was Verpflegung und Übernachtung angeht. Ziel ist einfach »nur«, innerhalb der vorgeschriebenen Zeit anzukommen. Auf der Strecke befinden sich in regelmäßigen Abständen Kontrollpunkte, wie z. B. Tankstellen, an denen man seine Kontrollkarte abstempeln lassen muss.

Der Startschuss fiel für mich am Donnerstag um 14 Uhr, an einem perfekten Sommertag. Ich war bereits einen Tag vorher angereist und hatte mich in einem Hotel in der Nähe des Startpunktes einquartiert. Dort schlief ich nicht nur, sondern kümmerte mich auch um die Verpflegung während des Rennens. Ich bereitete schon so einiges vor, was mir in den nächsten anstrengenden Tagen Energie liefern sollte, zum Beispiel Chiapudding mit Obst sowie Energiebällchen. Außerdem packte ich die obligatorische Tüte

Chiasamen ein. Sie nimmt kaum Platz weg, wiegt quasi nichts und ich kann mir die Samen unterwegs in mein Getränk mischen.

Die Strecke ist sehr abwechslungsreich und windig. Sie führt an der Küste entlang, aber auch durch die Ardennen.

Ich konnte immer wieder beobachten, dass Mitfahrer ausscheiden mussten, weil sie Magenprobleme hatten. Sie hatten sich ausschließlich von gekauften Riegeln und Gelen ernährt und viele zuckerhaltige Energy-Drinks dazu getrunken. Solche Magenprobleme sind mir nicht unbekannt, tatsächlich litt ich früher des Öfteren genauso darunter. Seit ich aber meine eigene Verpflegung mitnehme, treten sie einfach nicht mehr auf. Magenprobleme sind für mich längst Geschichte.

Die erste Nacht war sehr angenehm warm, mein Schlafdefizit hielt sich in Grenzen und ich konnte gut durchfahren. Auch der Tag danach ging noch recht gut über die Bühne. Für die zweite Nacht aber hatte ich eine Hotelübernachtung eingeplant und ungefähr auf halber Strecke ein Hotelzimmer gebucht. Es schien mir im Vorfeld unmöglich, komplett ohne Übernachtung 1.000 Kilometer zu fahren. Einen Großteil der Strecke fuhr ich bis dahin gemeinsam mit Henri. Henri ist knapp 10 Jahre älter als ich, Holländer und ein sehr erfahrener Radfahrer, der sich schon häufiger an solche Distanzen gewagt hat. Er plante, die Strecke ohne Übernachtung durchzufahren. Als wir nach 24 Stunden nachmittags an der Kontrollstation bei Kilometer 560 ankamen, wendete sich das Blatt. Laut meinem Plan hätte ich mich hier von Henri verabschieden und mich hinlegen müssen. Aber ich hätte dann auch nachts weiterfahren müssen und ich war zu diesem Zeitpunkt gar nicht müde. Henri hingegen hatte sich zu stark verausgabt und konnte eine Pause gut gebrauchen. Ich bot ihm mein Zimmer an und er nahm das Angebot gerne an.

Eine halbe Stunde später kam Tobias, den ich am Start kennengelernt hatte, an der Kontrollstation an, und wir beschlossen, gemeinsam weiterzufahren. Überraschenderweise gab es an der Verpflegungsstation Datteln und sogar Nudeln mit veganer Bolognese; wie ich erst in diesem Moment herausfand, war der Veranstalter nämlich selber Veganer. Das hatte ich bis dahin noch nie erlebt und war begeistert. Wäre die Verpflegung doch nur immer so gut!

In der zweiten Nacht sanken die Temperaturen auf 7 °C, und es wurde richtig ungemütlich. Dieses Gefühl der Kälte, gepaart mit totaler Müdigkeit kann einen richtig zermürben. Und mitten in der Nacht in der belgischen Provinz ein Hotelzimmer zu bekommen ist vollkommen unmöglich. Wir hatten Glück, denn auf der Strecke gibt es eine Bankfiliale mit Vorraum, in dem EC-Automaten stehen. Ich öffnete mit meiner EC-Karte die Tür und wir machten den Bankvorraum zu unserem Hotel. Es war trocken und warm. Mehr brauchten wir nicht.

Ich stellte den Wecker auf 30 Minuten später, zog meine Jacke aus und schlief sofort ein. Mein Radkollege Tobias war etwas cleverer als ich und zog auch die Ärmlinge und Beinlinge aus, so musste er im Gegensatz zu mir nicht so stark frieren, als es wieder zurück in die Kälte ging. Das ist einer der Augenblicke, die dich während eines Rennens richtig fertigmachen können: Wenn du nach gut 35 Stunden Radfahren und nur 30 Minuten Schlaf in die kalte Nacht hinaustrittst, dich überwinden musst, wieder aufs Rad zu steigen um dich warm zu radeln, obwohl der einladend warme Vorraum der Filiale zu weiterem Schlaf einlädt.

Am Morgen ging es Tobias nicht gut. Er wollte unbedingt etwas essen und an einer Bäckerei haltmachen. Ich bot ihm stattdessen einige von meinen Energiebällchen an und kurz darauf ging es ihm tatsächlich besser und wir konnten weiter fahren (geschmeckt haben sie ihm übrigens auch noch sehr gut). Es ist immer wieder faszinierend zu sehen, welche Wirkung das richtige Essen zum richtigen Zeitpunkt haben kann. Ich bezweifle, dass Kaffee und Käsebrötchen die gleiche Wirkung gehabt hätten.

Die letzten 50 Kilometer vor dem Ziel kamen mir vor wie eine halbe Ewigkeit. Immer nur die gleiche Landschaft. Ich wollte einfach nur noch ankommen und habe das Tempo noch mal angezogen. Tobias war erstaunt, woher ich die Kraft überhaupt noch nehme. Endlich rollten wir ins Ziel. Ich hatte sogar die viertschnellste Zeit! So richtig freuen konnte ich mich in diesem Augenblick aber ehrlich gesagt nicht. Ich wollte nur noch unter die Dusche und dann schlafen, was ich auf der Rückbank meines Autos auch tat. Welch eine Wohltat! Und ich hatte mein erstes 1.000er geschafft!

7. ETAPPE: Trainingslager auf Mallorca und Lanzarote

2015 hatte begonnen und damit das aufregende Jahr, in dem ich meinen Traum von der Teilnahme am Radrennen Paris-Brest-Paris verwirklichen wollte. Das 1.000-Kilometer- Brevet hatte ich in der Tasche und das Training ging in die entscheidende Phase, die Qualifikationsrennen standen vor der Tür. Damit es nicht »zu langweilig« werden würde, hatte ich mir noch in den Kopf gesetzt, zusätzlich beim »Belchen satt« teilzunehmen – einem Berg-Brevet mit brutalen Anstiegen.

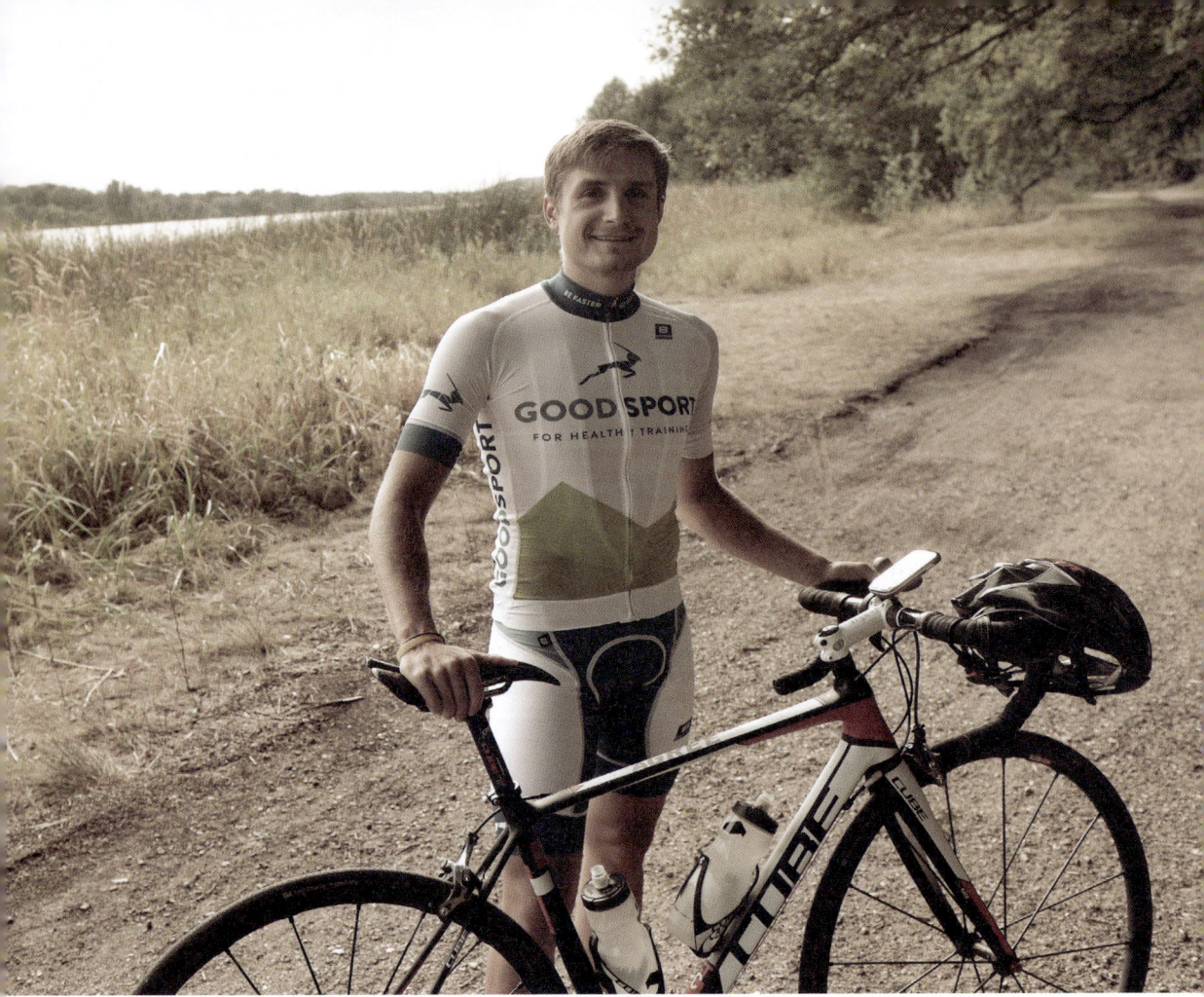

In meinem eigenen Trainingslager wollte ich über einen Zeitraum von fünf Wochen so richtig an meine Grenzen gehen. Ich wollte herausfinden, wie es sich auf meine Leistungen und vor allem auch auf meine Regenerationsphasen auswirkte, wenn ich ohne Ausnahme jeden Tag aufs Rad stieg.

Im Januar 2015 mietete ich mir für drei Wochen eine Wohnung auf Mallorca, damit ich mich selbst verpflegen konnte. Neben meinem Rennrad reiste auch mein Mixer im Radkoffer mit auf die Insel. Der Plan war: Morgens radeln, ab dem Nachmittag arbeiten. Anders sind Hobby und Beruf nicht miteinander zu vereinen. Mallorca ist DAS Mekka für Radfahrer in Europa: mildes Klima, gute Straßenverhältnisse, traumhafte Landschaft und jede Menge Gleichgesinnte. Hin und wieder begegnet man auch den Mitgliedern der Profirennställe, die sich hier auf die Saison vorbereiten.

In der Zwischenzeit hatte ich mit einem Hersteller für Bio-Lebensmittel eigene Energieriegel entwickelt, und die wollte ich natürlich auch testen, am besten unter Extrembedingungen.

2

Ich stieg jeden Tag ohne Ausnahme aufs Rad und fuhr immer mindestens 150 Kilometer, drei Wochen lang. Es war faszinierend zu sehen, wie kurz meine Regenerationsphasen dazwischen waren. Regeneration ist ein entscheidender Punkt beim Sport, denn es ist nicht nur wichtig, wie gut deine Leistungen sind, sondern auch, wie schnell du diese Leistungen wieder erbringen kannst. Nicht einen einzigen Muskelkater hatte ich in diesen 3 Wochen auf Mallorca.

Die Königsetappe radelte ich an meinem letzten Tag. Ich stand um 4 Uhr auf und machte mich auf den Weg, die Insel komplett zu umrunden. Die 320 Kilometer und 4.000 Höhenmeter bewältigte ich ohne Probleme und das, nachdem ich 3 Wochen lang jeden Tag 6 bis 8 Stunden auf dem Rad gesessen hatte. Mir ging es von Tag zu Tag besser statt schlechter – ich fühlte mich sogar fitter statt müder!

Zum Frühstück aß ich Müsli mit Maca, Chiasamen und frischen Früchten. Unterwegs gab es meine eigenen Riegel und meinen persönlichen Klassiker »Chiasamen in Wasser aufgelöst«. Direkt nach dem Sport gab es einen Quinoasalat mit Tomaten, Gurken und Hanföl. Als perfekte Eiweißlieferanten kamen Lupinengeschnetzeltes oder -schnitzel mit in den Salat.

Nach einem kurzen Zwischenstopp in der Heimat ging es im Anschluss an meine Mallorcareise direkt mit Rennrad und Mixer weiter nach Lanzarote. Mein Freund Matti aus Münster, der begeisterter Triathlet ist, hatte mich eingeladen, ihn zwei Wochen zu besuchen. Die Kanaren sind für Triathleten das, was Mallorca für Radfahrer ist, denn die Bedingungen sind hier ähnlich wie auf Hawaii, wo jedes Jahr im Oktober der Ironman stattfindet.

Auf Lanzarote begrüßte mich gleich ein starker Wind, der mich die nächsten zwei Wochen täglich begleiten sollte. Ich wollte aber eigentlich Rad fahren und nicht surfen. Schon der Rückenwind beschleunigte mich auf über 50 km/h, doch richtig gefährlich wurde es bei starkem Seitenwind, dessen Böen unberechenbar und schwer zu kontrollieren waren.

Die wichtigste Erkenntnis aber war, dass es auch auf Lanzarote weiter gut lief, ich meine Grundausdauer ausbauen, Körperfett reduzieren und Muskelaufbau betreiben konnte. Und das alles ohne Magen-Darm-Probleme. Am Ende hatte ich in 5 Wochen insgesamt über 5.000 km und 60.000 Höhenmeter absolviert. Ich hatte 5 Kilo Gesamtgewicht verloren, hauptsächlich aus Körperfett.

Meine Trainingslager gaben mir nicht nur Gelegenheit, meine Leistungsgrenzen auszutesten, sondern auch zu sehen, wie meine Ernährung diese Grenzen verschiebt. Vergleiche ich meine Ernährung von vor wenigen Jahren mit der heutigen, so kann ich eindeutig sagen, dass meine

Ernährungsweise einen immensen und durchweg positiven Einfluss auf Leistung und Regeneration hat. Die Trainingslager waren für mich der ultimative Test und mein Fazit fiel äußerst positiv aus. Es ist eigentlich ganz einfach: Gib deinem Körper Energie aus optimalen Quellen, und laufe damit zu neuen Höchstformen auf!

8. ETAPPE: »Belchen Satt«

»Belchen satt« klingt lustig, viel zu lachen hat man aber ehrlich gesagt auf der Strecke nicht. Zusammen mit meinem Radfreund Tobias, den ich in Belgien kennengelernt hatte, begab ich mich im April 2015 auf die 620 Kilometer lange Radstrecke, auf der ich insgesamt 12.400 Höhenmeter zu bewältigen hatte. Dieses Brevet zählt aufgrund seiner Höhenmeter zu den Super-Brevets. Teilweise hatte der Weg hinauf zum Gipfel Steigungen von bis zu 24 Prozent. »Belchen« heißt nämlich nichts anderes als Berg. Um die Herausforderung komplett zu machen, mussten wir die Strecke in 54 Stunden bewältigen. Wir fuhren durch den Schwarzwald, das Jura-Gebirge und die Vogesen. Grundsätzlich kann man die Strecke ganzjährig fahren, doch Schnee und Eis auf den Gipfeln machen einem im Winter das Leben schwer. Im April waren wir die ersten Fahrer, die sich offiziell auf den Weg machten.

Los ging es in Freiburg um 01:15 Uhr in der Nacht, bei Temperaturen um den Gefrierpunkt. Ich hatte jede Menge Energiebällchen dabei, dazu Studentenfutter und Gojibeeren, sowie Matcha zum Wachbleiben. Außerdem natürlich Chiasamen. Auf dem Schweizer Streckenabschnitt gab es viele Brunnen. So konnte ich mir immer wieder problemlos einen stärkenden Chia-Drink zubereiten.

Tagsüber gingen die Temperaturen in die Höhe und die Strapazen der ersten Nacht waren schnell vergessen. Auf einer Wiese vor einem verlassenen Restaurant gestatten wir uns den ersten Powernap. Dann brach die zweite Nacht an und wir standen vor einem weitaus größeren Problem. Die Strecke führt über einen Fluss, den man per Fußgängerbrücke überqueren kann – eigentlich. Nur war die Brücke in dieser Nacht leider komplett gesperrt. Man hatte wohl vergessen, uns diese »Kleinigkeit« mitzuteilen. Es gab keine Chance, den Fluss auf andere Weise zu überqueren, die Brückenbodenbretter waren marode – rechts und links ging es einen steilen Abhang hinab. Nun sank die Stimmung in Richtung Gefrierpunkt. Im Dauerregen machten wir uns völlig übermüdet auf den alternativlosen 1,5 Stunden

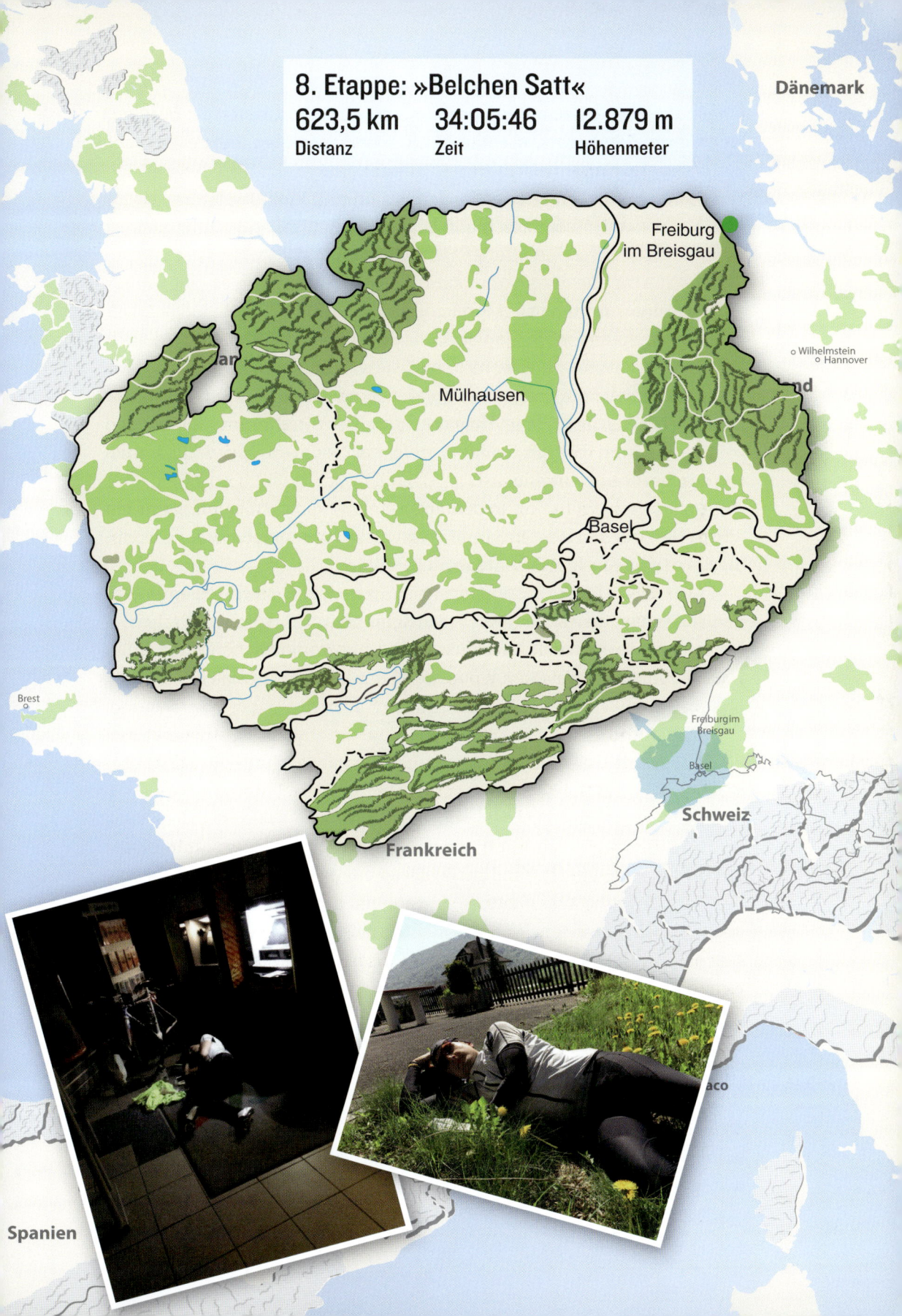

8. Etappe: »Belchen Satt«

623,5 km	34:05:46	12.879 m
Distanz	Zeit	Höhenmeter

Dänemark

Freiburg
im Breisgau

o Wilhelmstein
o Hannover

Mülhausen

Basel

Brest

Freiburg im
Breisgau

Basel

Schweiz

Frankreich

Spanien

langen Umweg, der zu allem Überfluss über einen geschotterten Wander-weg führte. Die Angst vor einem Platten und die eisige Kälte saßen uns permanent im Nacken.

Später in der Nacht entschieden wir uns für einen weiteren Power-nap, bevor es tagsüber dann in die Vogesen gehen sollte. In einer kleinen Stadt suchten wir einen offenen Bankvorraum. Mittlerweile ist das mein Geheimtipp für alle verrückten Marathon-Radfahrer, denn es gibt wenige Orte, die einem mitten in der Nacht eine trockene und warme Möglichkeit zum Powernap bieten. In die Vorräume der ersten beiden Banken, die wir ansteuerten, kamen wir leider nicht rein, sie waren verschlossen. Erst als wir fast schon wieder am Ortsausgang waren, entdeckten wir noch eine dritte Bank. Wir hatten in zweierlei Hinsicht Glück: Der Vorraum war geöffnet und nicht beleuchtet, was das Schlafen einfacher macht. 30 Minuten gönnten wir uns, bevor es weiterging.

Im ersten kleinen Dorf in den Vogesen angekommen empfing uns ein älterer Herr mit den Worten: »Heute regnet es. Und morgen auch. Willkom-men in den Vogesen!«. Er sollte recht behalten.

Aber dieses Risiko besteht eigentlich immer, und durchweg optimales Radwetter hast man selten. Wir bewältigten also die restlichen Belchen im Regen und genossen den Abschluss der Tour im wunderschönen Rheintal. Nach 45 Stunden erreichten wir müde aber glücklich das Ziel.

9. ETAPPE: HCH Herentals

Im Juli 2015 begab ich mich auf das nächste Abenteuer: Mein erstes 1.200-Kilometer-Brevet stand an. Gestartet wurde im belgischen Herentals. Die Startplätze für dieses Rennen sind äußerst limitiert, lediglich 50 Fahrer konnten sich anmelden. Weil das Rennen mit dieser geringen Starterzahl sehr exklusiv ist, gibt es stets eine sehr internationale Besetzung von Fah-rern, die extra für dieses Rennen zum Beispiel aus Japan, Amerika und Brasilien einfliegen.

Im Frühsommer hatte ich noch einmal zwei Wochen radelnd auf Mal-lorca verbracht, wo ich im Regen ziemlich heftig gestürzt war. Eine enge Haarnadelkurve war mir zum Verhängnis geworden: Durch die schlechten Straßenverhältnisse war es mir nicht gelungen, rechtzeitig zu bremsen und so hatte ich mit dem Straßengraben Vorlieb nehmen müssen. Die Alternative wäre gewesen, frontal in ein herankommendes Auto zu krachen. Ganz klar:

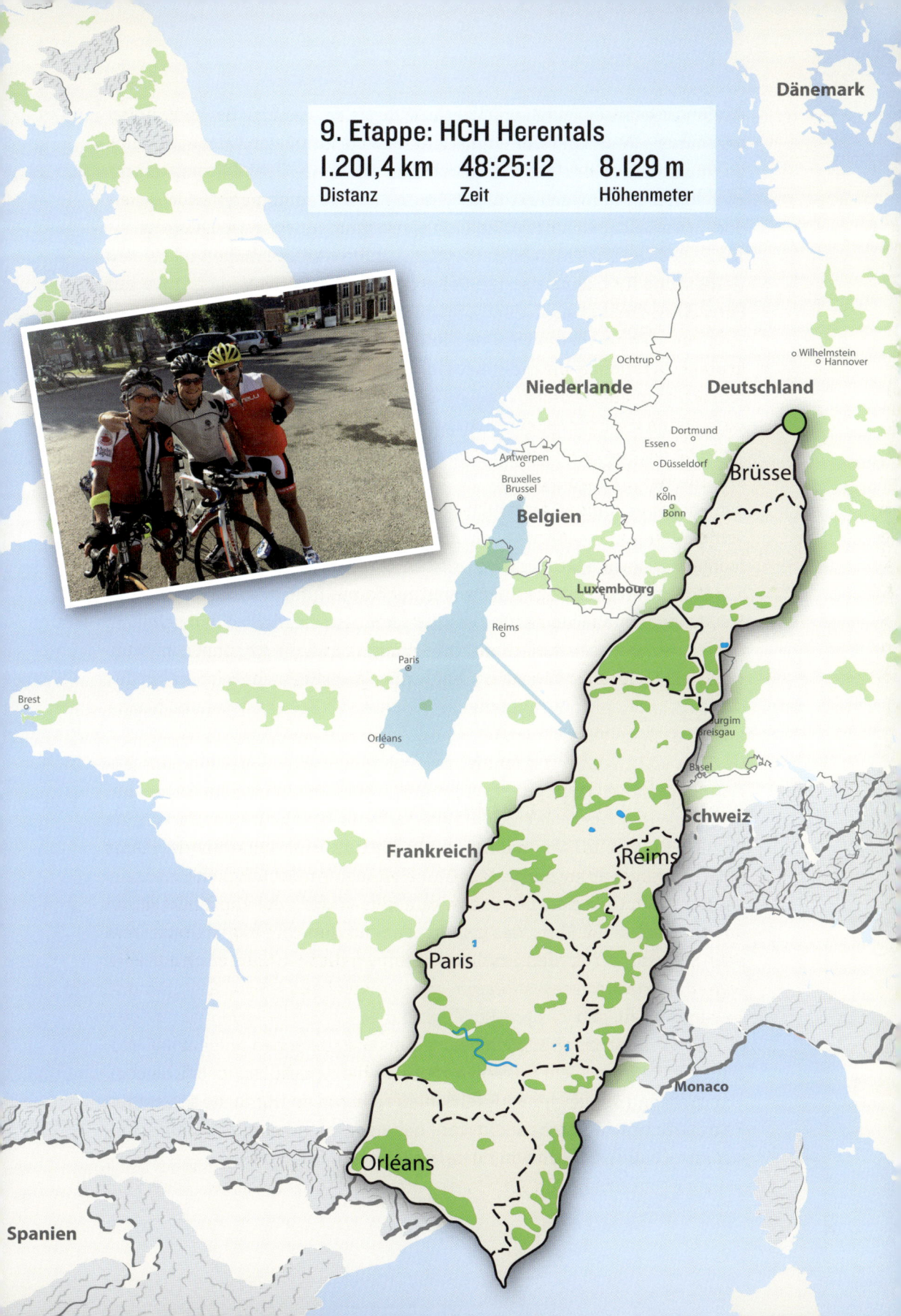

9. Etappe: HCH Herentals

1.201,4 km	48:25:12	8.129 m
Distanz	Zeit	Höhenmeter

Dänemark

Niederlande

Deutschland

Ochtrup

Wilhelmstein
Hannover

Dortmund

Essen

Antwerpen

Düsseldorf

Bruxelles
Brussel

Brüssel

Köln
Bonn

Belgien

Luxembourg

Reims

Paris

burgim
Breisgau

Orléans

Basel

Schweiz

Frankreich

Reims

Paris

Monaco

Orléans

Spanien

Brest

Radfahren ist nicht ungefährlich, egal ob du bei Regen einen Berg hinab oder bei Sonnenschein über eine Großstadtkreuzung fährst. Ich hatte aber Glück im Unglück, denn das Ganze ging recht glimpflich aus: Gehirnerschütterung, zwei Rippenprellungen und ein angerissener Fahrradrahmen standen unter dem Strich. Aber es hätte eben auch viel schlimmer ausgehen können.

Mit ein wenig Restschmerz setzte ich mich wenige Wochen später also wieder aufs Rad, denn das 1.200er sollte eine wichtige Vorbereitung auf Paris-Brest-Paris sein.

Um 5 Uhr morgens startete das Rennen. Die Nacht vorher hatte ich geplant, in einem 3-Bett-Zimmer eines Hotels ein paar Stunden zu schlafen, doch ein unglaublich laut schnarchender Zimmernachbar machte mir diesen Plan zunichte. Schließlich packte ich meinen Kram und verbrachte den Rest der Nacht im Auto.

Die Rahmenbedingungen bei diesem Rennen sind sehr komfortabel, denn man bucht gleich Hotelübernachtungen und Frühstück mit und kann seine Sachen morgens zum nächsten Hotel schicken lassen. Um 4 Uhr morgens, also eine Stunde vor dem Start, ging ich den Frühstücksraum, wo alle Fahrer beisammensaßen und sich mit Salamibrötchen, Käsebaguettes, Schokolade, Joghurt und Kaffee »stärkten«. Ich packte meine Pflanzenmilch, Chiasamen, Gojibeeren und Kakaopulver aus. Das blieb nicht unbemerkt und vor allem nicht unkommentiert. Ich war es längst gewohnt und nahm das lächelnd zur Kenntnis, füllte meine Flaschen mit Kokoswasser und packte mir Chiasamen ein.

Der erste Streckenabschnitt zog sich gleich über 380 Kilometer. Das Wetter meinte es nicht gut mit uns und so radelten wir im Dauerregen und bei viel Wind. Aber ich erreichte das nächste Hotel kurz vor Paris ohne Pannen. Die zweite Etappe am nächsten Tag führte uns kurz nach dem Start um 6 Uhr morgens am berühmten Moulin Rouge vorbei, aus dem gerade die letzten Gäste torkelten. Die Sonne kam raus und auf der Fahrt quer durch das wunderschöne Paris, das gerade erwachte (obwohl manch einer jetzt auch erst einmal schlafen ging), wurde mir wieder klar, warum ich das alles eigentlich mache.

Insgesamt kam ich ohne Probleme durch. Ich war jeden Morgen absolut fit, und zum Erfahrungsaustausch am Frühstückstisch über Magenprobleme, schwere Beine und Muskelkater konnte ich mal wieder nichts beitragen.

Während einige meiner Radfreunde während des Rennens belgischen Fritten nicht widerstehen konnten, habe ich mich komplett rohköstlich ernährt – hauptsächlich von Energiekugeln und Chiadrinks.

10. ETAPPE: Paris-Brest-Paris

Im August 2015 war es endlich so weit. Alle Qualifikationshürden hatte ich genommen und meine Starterlaubnis für *das* Rennen des Jahres in der Tasche: Paris-Brest-Paris. Das sind 1.230 Kilometer vom Pariser Vorort Guyancourt zum Leuchtturm der am Atlantik gelegenen Stadt Brest und wieder zurück. Dabei sind ca. 12.000 Höhenmeter zu bewältigen. Das Rennen hat eine große Tradition und findet nur alle vier Jahre statt. Entstanden ist das Brevet aus dem gleichnamigen Radrennen für Profis und Amateure, das erstmals 1891 und zuletzt 1951 stattfand. Seitdem gibt es kein Rennen im eigentlichen Sinne mehr. Es geht, wie bei vielen Brevets, »nur« darum, innerhalb einer bestimmten Zeit eine bestimmte Strecke zu schaffen. Im Fall von Paris-Brest-Paris lag die maximale Zeitvorgabe bei 90 Stunden.

Am 16. August 2015 stand ich gemeinsam mit 6.000 andren Startern am Start. Vor mir lagen 360, teilweise zermürbende, Anstiege. Ich hatte mich im Vorfeld für die Gruppe angemeldet, deren Fahrer eine Zielzeit von unter 80 Stunden anstreben. Mein persönliches Ziel war es, sogar unter 60 Stunden zu bleiben. Unsere Gruppe wurde unter großem Applaus als Erste auf die Strecke geschickt. Die Gruppen mit Zielzeiten von 84 und 90 Stunden folgten mit einigen Stunden Abstand.

Verpflegungsmäßig gab es eine Premiere: Ich probierte zum ersten Mal während eines Rennens meine eigenen Energieriegel aus, die ich Anfang des Jahres schon auf Mallorca getestet hatte. Rechtzeitig vor dem Start hatte mir der Produzent die Prototypen geschickt. Ansonsten hatte ich wie immer Chiasamen im Gepäck. Paris-Brest-Paris bildete in Hinblick auf die angebotene Verpflegung absolut keine Ausnahme. Immer wieder war ich verblüfft darüber, dass bei einer solch ambitionierten Sportveranstaltung kaum jemand etwas Gesundes und Energielieferndes aß. Stattdessen wurde den Sportlern auch hier fettige und zuckerhaltige Verpflegung angeboten, die leider auch ganz selbstverständlich gegessen wurde. An den Verpflegungsstationen gab es das übliche ungesunde Allerlei: Spaghetti Bolognese, Käsekuchen, Croissants, Baguettes mit Schinken und Käse. Ein lustiger Anblick: Menschen, die mit zwei Baguettes in den hinteren Taschen ihrer Radtrikots vor dir her fahren. Einige Stunde vor dem Start meinte tatsächlich ein anderer Teilnehmer zu mir: »Erst mal eine ordentliche Grundlage schaffen!«, und machte sich über eine Currywurst mit Pommes her. Ich wusste nicht, ob ich lachen oder weinen sollte.

Bei diesem Rennen sollte es sich für mich nun zeigen, ob mein (für andere) unkonventioneller Ernährungsstil der richtige war. Ich wollte mir

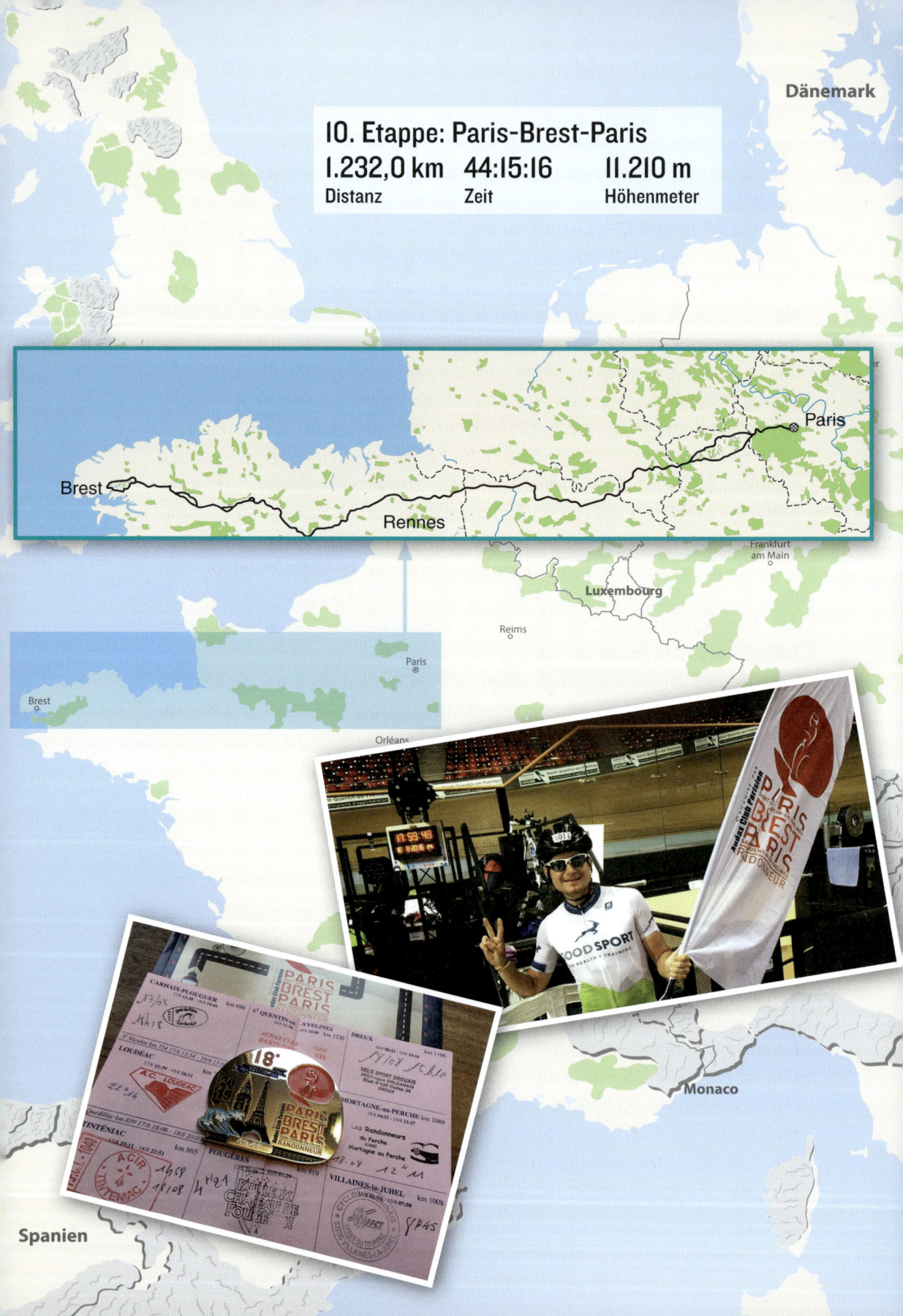

10. Etappe: Paris-Brest-Paris

1.232,0 km	44:15:16	11.210 m
Distanz	Zeit	Höhenmeter

Dänemark

Brest

Rennes

Paris

Frankfurt am Main

Luxembourg

Reims

Brest

Paris

Orléans

Monaco

Spanien

selber nicht nur beweisen, dass ich die Strecke in einer respektablen Zeit bewältigen konnte – ich wollte auch ein lebendiger Beweis dafür sein, dass eine pflanzliche, ausgewogene und durchdachte Ernährung Leistungsfähigkeit, Kraft, Ausdauer und Konzentration fördert. Meine sportlichen Leistungen der letzten Jahre waren in der Radsportszene keineswegs unbemerkt geblieben. Immer mehr Menschen verfolgten meine Rennergebnisse, immer häufiger bekam ich positive Rückmeldungen und Respektbekundungen. Die Nachfragen nach meiner »seltsamen Ernährung« häuften sich. Das alles motivierte mich natürlich zusätzlich.

Bei einer Strecke von 1.200 Kilometern sollte man annehmen, dass die meisten eher gemächlich starten. Meine Startgruppe legte allerdings gleich ein heftiges Tempo vor: einen 37er-Schnitt in der ersten Stunde. Ich fühlte mich gut und ging das Tempo ohne Probleme mit. Das Wetter war auch perfekt, 25 °C und zur Abwechslung mal kein Regen. Dafür war die Strecke leider alles andere als perfekt: Der Straßenbelag war meistens mit grobkörnigen Steinen gespickt, und so gab es permanente Vibrationen im Lenker. Zum Ende des Rennens hin sollten meine Hände und Handgelenke ziemlich heftig schmerzen, und einige Finger waren auch Tage später noch taub.

Ich fuhr das Rennen an einem Stück durch, nicht mal Powernaps gönnte ich mir. Lediglich an den Verpflegungsstationen, wo man sowieso absteigen musste, um sich einen Kontrollstempel abzuholen, machte ich kurz Rast und verpflegte mich mit meinen eigenen Lebensmitteln. Kam ich gemeinsam mit einer Gruppe zu einer Verpflegungsstation, saß ich als Erster wieder im Sattel. Meine Mitstreiter mussten häufig erst mal das dort Verzehrte verdauen. Dadurch verzögerte sich ihre Weiterfahrt. Häufig hörte ich Aussagen wie: »Ich würde mich jetzt am liebsten erst mal hinlegen!« Ich hatte solche extremen Durchhänger nicht, meine Regenerationsphasen waren einfach kürzer, und das dürfte in erster Linie eben an meiner optimaleren Verpflegung gelegen haben.

Vor mir lagen mindestens zwei Nächste, schlimmstenfalls sogar drei, falls ich langsamer sein würde als geplant. Ich machte mir im Vorfeld natürlich durchaus Gedanken, ob und wie ich das durchhalten würde.

Als ich in der ersten Nacht mit meiner Gruppe durch kleine Dörfer fuhr, erwarteten uns überraschenderweise keine hochgeklappte Bordsteine. Im Gegenteil: Die Einwohner veranstalteten ein Riesenfest. Überall standen sie am Straßenrand und jubelten uns zu, boten uns Getränke an. Diese Stimmung war sagenhaft ansteckend und half mir über die ein oder andere müde Phase hinweg. Man musste sich den Jubel der Dorfbewohner allerdings auch hart genug erarbeiten, denn so gut wie jedes Dorf lag auf einem Hügel, und die dauernden Anstiege waren wirklich zermürbend. Die Strecke ging stetig bergauf, bergab, es gab nur wenige Streckenabschnitte, auf denen man das Rad einfach mal rollen lassen konnte. Mein Körper und meine Konzentration waren permanent in hohem Maße gefordert.

Am zweiten Tag entdeckte ich in einem Kreisverkehr ein Schild, das auf einen Bioladen in der Nähe hinwies. Den kleinen Umweg gönnte ich mir und versorgte mich mit Kokoswasser und Rote Bete-Saft. Zwischendurch ist etwas Abwechslung einfach toll, auch wenn meine eigenen Riegel offenbar einen guten Job machten.

Ich lies meinen Blick nur selten auf die Uhr gleiten, und rechnete nicht groß nach, mit welcher Zeit ich ins Ziel kommen könnte. An einer der letzten Kontrollstationen, ca. 200 Kilometer vor dem Ziel, stellte die Gruppe, mit der ich zu dem Zeitpunkt unterwegs war, dann aber doch fest: Wir könnten es sogar in unter 50 Stunden schaffen! Und so gaben wir alle noch mal richtig Gas. Ausgerechnet aber diese letzten 200 Kilometer waren richtig anspruchsvoll, denn in Paris zog ein Unwetter auf, und wir hatten fast ununterbrochen Seiten- oder Gegenwind. Die letzten 10 Kilometer spürte ich deutlich, denn es ging jetzt nur noch bergauf. Nach 49 Stunden und 46 Minuten rollten wir schließlich im Velodrom in Paris durchs Ziel. Ich hatte nicht nur mein eigenes Ziel von 60 Stunden, sondern gleich auch noch die magische 50 Stunden-Marke geknackt! Einige Tage später erhielt ich das offizielle Ergebnis schwarz auf weiß: Ich hatte den 58. Platz bei 6.000 Teilnehmern erreicht – und das gleich bei meiner ersten Teilnahme! Dieses Ergebnis macht mich wahnsinnig stolz.

Ob ich gleich mal richtig gefeiert habe? Nein, ich habe mich noch im Velodrom unter die Dusche gestellt und war mehr als froh, die Radklamotten ausziehen zu können. Eine echte Erleichterung war die Dusche aber nicht, weil alles brannte und mir bewusst wurde, was ich meinem Körper da zugemutet hatte. Anschließend, noch am frühen Abend, legte ich mich auf eines der Feldbetten und war innerhalb von zwei Sekunden eingeschlafen. Als ich am nächsten Morgen um 8 Uhr aufwachte, dämmerte mir so langsam, was ich geleistet hatte: In einer richtig guten Zeit und mit meinem eigenen Ernährungskonzept hatte ich eine der berühmtesten und härtesten Radstrecken der Welt bezwungen. Mein Plan war aufgegangen.

Im Ziel gab es übrigens für alle Starter als kleine Aufmerksamkeit ein Lunchpaket: Nudeln mit Hähnchenbrust und einen Muffin. Ich habe dankend abgelehnt.

3

ERNÄHRUNGS-THEORETISCHES

In der Regel steht vor der Praxis die

Theorie, und die ist auch in diesem Buch unumgänglich. Ich möchte dir den Zusammenhang zwischen sportlicher Betätigung und Ernährung kurz erklären und dich dann in die Welt der Mikro- und Makronährstoffe mitnehmen. Anschließend erfährst du, welche Nährstoffe du vor, während und nach dem Sport benötigst und wie du dafür sorgen kannst, dass deine Speicher immer gut gefüllt sind. Schauen wir uns aber erst einmal an, wie sich die meisten Menschen im Westen üblicherweise ernähren.

Die westliche Durchschnittsernährung

Immer mehr Menschen sind überernährt, gleichzeitig aber fehlernährt, weil sie zwar eine hohe Kalorienzahl, dabei aber viel zu wenig Nährstoffe zu sich nehmen. Ein Croissant hat beispielsweise zwar eine sehr hohe Kaloriendichte, gleichzeitig aber eine geringe Nährstoffdichte – daher spricht man in dem Zusammenhang auch gerne von »leeren Kalorien«. Wenn man statt 100 Gramm Weißbrot 100 Gramm Grünkohl verzehrt, hat man deutlich weniger Kalorien, aber eben auch deutlich mehr Nährstoffe zu sich genommen. Die Folge einer Ernährung, die auf ungesunden Lebensmitteln mit vielen leeren Kalorien und wenig Nährstoffen basiert, ist ein chronischer Nährstoffmangel. Diesen versucht der Körper auszugleichen, in dem er nach mehr Nahrung verlangt – ein Teufelskreis. Auch das Verhältnis zwischen den Nährstoffgruppen (Kohlenhydrate, Fette, Proteine) ist bei der leider typischen Ernährung der westlichen Welt verschoben. Besonders der Anteil an Fettkalorien ist viel zu hoch.

Eine falsche Ernährungsweise rächt sich natürlich nicht nur bei Sportlern. Doch gerade diese Gruppe sollte eigentlich besonders daran interessiert sein, den Körper vernünftig zu betanken. Die optimale Ernährung ist, neben ausgewogenen Trainingsplänen, vermutlich die wichtigste Stellschraube auf dem Weg zu sportlichen Höchstleistungen. Dennoch erlebe ich, wie sich die Fehler von »Otto Normalverbraucher« auch bei Sportlern wiederholen.

Schaut man sich mal die typische Verpflegung bei Radrennen an, ist das nicht weiter verwunderlich: Erbsensuppe mit Würstchen, Pommes und Bratwurst, Weißmehlbrötchen mit Käse oder Salami, zuckerhaltige Schoko-Müsliriegel und Eistee werden da zur »Stärkung«. Leider passiert viel zu oft genau das Gegenteil und nicht selten machen Hobbysportler irgendwann schlapp, weil sie unter schlimmen Magenkrämpfen leiden. Irgendwas läuft doch hier gewaltig falsch. Die gute Nachricht aber ist: Du kannst es besser machen!

Du brauchst Energie!

Fangen wir ganz einfach an: Die Grundlage für jegliche sportliche Betätigung, oder überhaupt körperliche Aktivität, ist Energie, die wir unserem Körper über unsere Nahrung liefern. Aktivitäten verbrauchen wiederum Energie. Unsere Nahrung dient also vor allem dazu, die geleerten Energiespeicher aufzufüllen. Ohne Nährstoffe läuft (irgendwann) nichts (mehr). Unsere Hauptquellen für die Umwandlung von Nahrungsmitteln in Energie sind Kohlenhydrate und Fette. Eiweiß (Protein) dient als Baustoffe für Zellen und Gewebe (also z. B. auch für Muskeln). Protein liefert in Ausnahmefällen auch Energie, allerdings erst, wenn nicht genügend Kohlenhydrate gespeichert sind bzw. zugeführt werden.

Kohlenhydrate, Fette und Proteine bilden die sogenannten Makronährstoffe. Im besten Fall sollten 50-60 % des Energiebedarfs aus Kohlenhydraten, 10-15 % aus Proteinen und 25-30 % aus Fetten gedeckt werden. Bei Sportlern, bzw. während körperlicher Belastungen, sieht das optimale Verhältnis noch einmal anders aus, dazu später noch mehr.

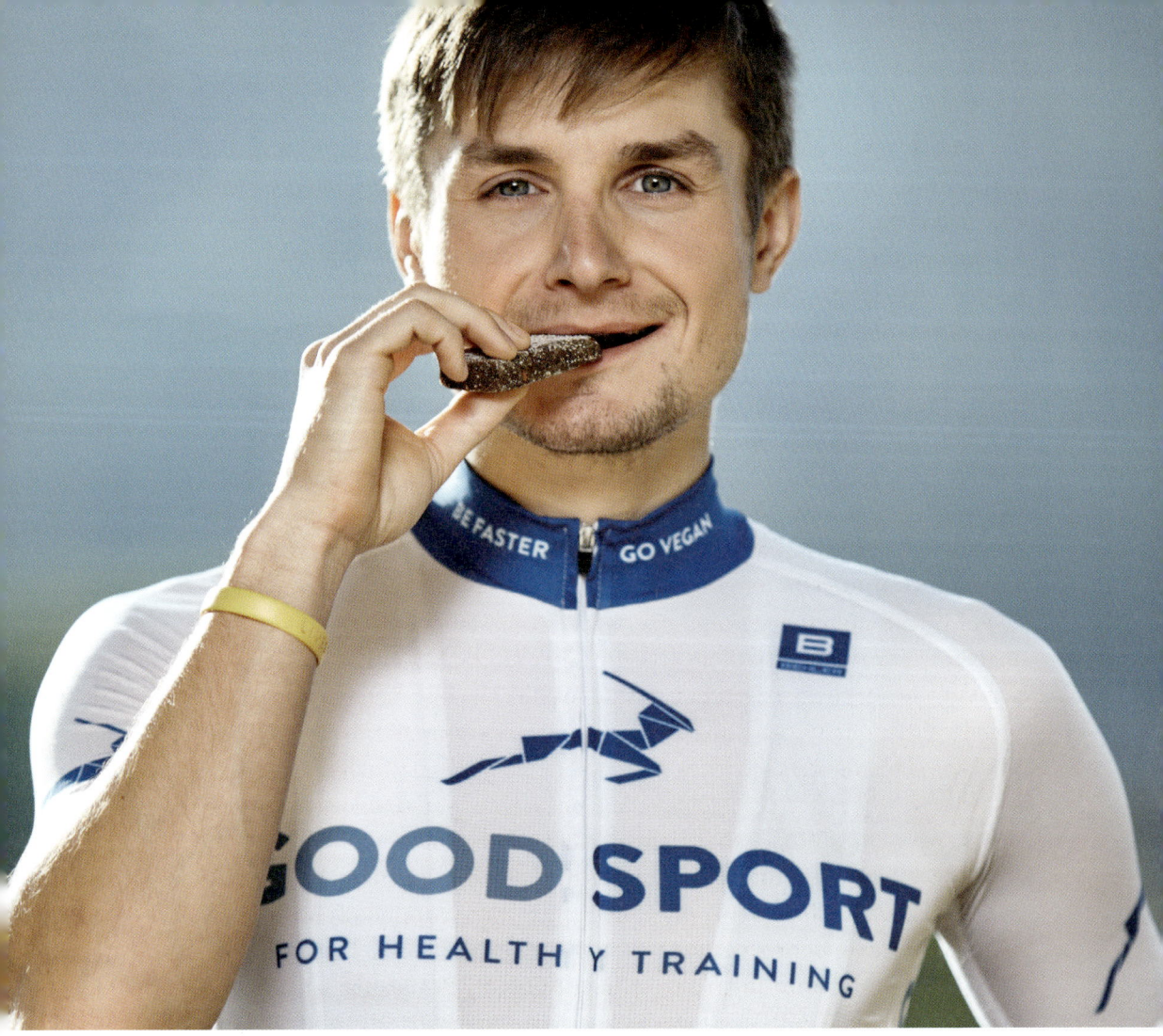

Unterschiedliche Trainingstypen

Was die Bereitstellung von Energie angeht, stellt es zunächst einmal einen entscheidenden Unterschied dar, welche Art Sport man überhaupt ausübt. Ein 100-Meter-Sprinter benötigt beispielsweise für seine sehr kurzen Belastungen Energie aus ganz anderen Quellen als ein Ausdauersportler oder jemand, der Krafttraining betreibt. Für den Sprinter ist es wichtig, für eine extrem kurze Zeitspanne einen maximalen Energie-Kick zu bekommen, während ein Ausdauersportler eine möglichst stabile Energieversorgung über einen längeren Zeitraum benötigt. Wer jedoch in erster Linie Muskeln aufbauen will, muss vor allem viel Protein tanken. Es gibt also nicht DIE Ernährung für Sportler, sondern sie ist je nach Trainingstyp und natürlich auch Trainingsziel ganz individuell zu betrachten. Um so wichtiger ist es also, sich im Vorfeld eingehender mit der eigenen »Energieversorgung« zu beschäftigen.

Unabhängig von der Zielsetzung aber ist es letztlich entscheidend, die richtigen Nährstoffe im richtigen Verhältnis zum richtigen Zeitpunkt zu sich zu nehmen. Bei Ausdauersportlern wie Läufern, Radfahrern oder Triathleten muss die Energieversorgung besonders gut geplant sein, sonst laufen sie Gefahr, Hungerattacken zu erleiden oder durch die falsche Nahrung Verdauungsprobleme zu bekommen. Nicht nur die richtige Zusammenstellung von Nahrung und damit Nährstoffen ist immens wichtig, sondern also auch das Timing. Legst du erst nach, wenn du dich schlapp und hungrig fühlst, hast du den richtigen Zeitpunkt leider längst verpasst. Man kann hier das Bild der Dampflok gut heranziehen, denn auch bei dieser muss man rechtzeitig Kohle nachlegen, damit sie auf Hochtouren fahren kann. Dasselbe gilt für den Flüssigkeitshaushalt: Du musst trinken, bevor der Durst kommt! Ein weiteres bekanntes Problem ist, dass viele Ausdauersportler häufig während einer längeren Belastungseinheit irgendwann unter Magenproblemen, Krämpfen oder Durchfall leiden. Solche Probleme sind in erster Linie einer falschen Verpflegung geschuldet. Es ist also immens wichtig, möglichst leicht verdauliche Nahrung zu sich zu nehmen, die Energie liefert, den Körper aber nicht zusätzlich belastet.

Ein weiterer wichtiger Aspekt beim Sport ist die Regenerationsphase. Je kürzer die Zeit, die dein Körper braucht, um sich von einer Sporteinheit zu erholen, desto schneller kannst du nachlegen und das Training wird effektiver. Man könnte sogar sagen, dass nicht die Belastung selbst, sondern die Regenerationsgeschwindigkeit der leistungslimitierende Faktor ist. Und auch auf die Regeneration hat die richtige Ernährung einen größeren Einfluss, als die meisten Sportler vermutlich annehmen. Wenn du also keine Lust auf Muskelkater und lange Trainingspausen hast, kann ich dich beruhigen, denn beides kannst du verhindern.

> Kurz gesagt: Ernährung ist das A und O. Vor langen Belastungen ist die Planung der Energieversorgung immens wichtig. Kleinste Fehler Nährstoffe und Timing betreffend, können zu dramatischen Leistungseinbußen führen. Bei kurzfristigen Belastungen kann der Körper eine falsche Ernährung vor oder während der Belastung klaglos hinnehmen oder ausgleichen. Auf Dauer kommt es aber auch hier zu Leistungseinbußen.

Als Nächstes möchte ich dir einige sehr wichtige Nährstoffe etwas umfangreicher vorstellen, denn es ist wichtig zu verstehen, welche Funktion sie in unserem Körper einnehmen und welche Bedeutung sie für uns als Sportler haben.

Nährstoffe – Die Tankfüllung des Sportlers

 Kurz noch mal zur Wiederholung: Man unterscheidet zwischen Makro- und Mikronähr-stoffen. Zu den Makronährstoffen zählen Fett, Protein und Kohlenhydrate.

Auch Wasser gehört eigentlich zur Gruppe der Makronährstoffe, wird häufig aber gesondert betrachtet, da der Körper keine Nährstoffe aus Wasser zieht. Wasser ist essenzieller Bestandteil unseres Körpers und transportiert alle Substanzen. Darüber hinaus ist es für die Regulierung unserer Körpertemperatur wichtig.

Die zweite große Nährstoffgruppe sind die Mikronährstoffe. Zu ihnen gehören Vitamine, Mineralstoffe und Spurenelemente. Auf diese können wir ebenfalls nicht verzichten, denn sie sind lebensnotwendig. Sie greifen regulierend in den Stoffwechsel ein und erfüllen zahlreiche weitere unerlässliche Funktionen im Körper. Auch dazu später noch mehr.

Zum Glück ist unser Körper in der Lage, Energie zu speichern, vor allem in den Fettzellen – ansonsten müssten wir ja ununterbrochen essen. Der Energiebedarf eines Sportlers ist im Alltag übrigens kaum höher als der eines Nicht-Sportlers. Während einer Sporteinheit aber steigt der Bedarf – je nach Intensität und Länge der Einheit – immens an. Man benötigt nun deutlich mehr Mikro- und Makronährstoffe.

Wichtig ist, dass du deinen Nährstoffhaushalt über ein Blutbild vom Arzt möglichst regelmäßig kontrollieren lässt, um eventuelle Über- oder Unterversorgungen ausmachen und gegensteuern zu können.

Makronährstoffe

Kohlenhydrate – Deine Energielieferanten

Kohlenhydrate sind nicht nur für uns Sportler der wichtigste Energielieferant, sie sollen auch generell den größten Anteil an unserer Ernährung ausmachen. Besonders Zucker (Glukose) – der zu den Kohlenhydraten gehört – spielt eine wichtige Rolle. Kohlenhydrate bestehen aus Zuckermolekülen und liefern uns über das Blut Energie für Gehirn und Muskeln. Glukose ist tatsächlich sogar die wichtigste Energiequelle, die alle Organe möglichst permanent versorgen sollte. Eine länger anhaltende Unterversorgung mit Glukose führt zu Beeinträchtigung der Hirnfunktionen sowie zu Störung der Organe und des Stoffwechsels.

Kein Wunder also, dass die Lust auf etwas Süßes bei den meisten Menschen so groß ist, denn in süßen Lebensmitteln und Speisen finden wir besonders viel vom schnell verfügbaren Zucker.

Warum aber schmecken dann Hülsenfrüchte oder Nudeln nicht süß, wenn sie doch aus Kohlenhydraten, und damit letztlich aus Zucker bestehen? Das liegt daran, dass diese Lebensmittel komplexe Kohlenhydrate enthalten, die keinen süßen Geschmack erzeugen. Je süßer etwas schmeckt, desto kürzer ist die Kette der Zuckermoleküle. Zucker ist nämlich nicht gleich Zucker und Kohlenhydrate unterscheiden sich nach der Anzahl ihrer Zuckerbausteine (Moleküle):

	Einfachzucker (Monosaccharid)	Zweifachzucker (Disaccharide)	Mehrfachzucker (Polysaccharide)
Anzahl Zuckermoleküle	1	2	> 10
Arten	Traubenzucker (Glukose) Fruchtzucker (Fructose)	Haushaltszucker (Saccharose) Milchzucker (Laktose) Malzzucker (Maltose)	Stärke Dextrine Glykogen Ballaststoffe (Cellulose)
Quellen	Viele Obstsorten (z. B. Honigmelone, Weintrauben, Äpfel, Birnen) Süßigkeiten	Einige Obstsorten (z. B. Beeren) Diverse Gemüsesorten (z. B. Gurke, Brokkoli, Blumenkohl, Salat) Alkohol Hefe	Wenige Obstsorten Einige Gemüsesorten Brot Getreideprodukte Vollkornprodukte

Weißmehlprodukten fehlen die Ballaststoffe, die lange sättigen. Vollkornprodukte enthalten besonders viele Ballaststoffe, da diese gerade in den Schalen pflanzlicher Nahrungsmittel zu finden sind.

Lebensmittel mit komplexen Kohlenhydraten haben eine deutlich höhere Nährstoffdichte als solche mit einfachen Kohlenhydraten. Stärkehaltige Lebensmittel liefern zudem wichtige Vitamine, Mineralien und Ballaststoffe. Es spricht also eine ganze Menge dafür, bei der Erstellung des Speiseplans auf einen hohen Anteil komplexer Kohlenhydrate zu achten.

Was bedeutet das für Ausdauersportler?

Wer eine Sportart ausübt, die längere Belastungen in geringer oder mittlerer Intensität mit sich bringt, muss Sorge tragen, dass der Blutzuckerspiegel möglichst konstant bleibt, um Heißhungerattacken zu vermeiden. Einfachzucker wird umgehend verstoffwechselt und peitscht den Insulinspiegel hoch. Wenn wir unserem Körper die Wahl lassen, greift er am liebsten auf die am schnellsten zur Verfügung stehende Quelle zurück. Daher auch unsere Lust auf Schokolade, Kekse oder Limonaden, denn diese enthalten viele einfachen Kohlenhydrate, die uns am schnellsten Energie liefern – leider aber nicht lange anhaltend. Besser ist es, gerade bei langen Sporteinheiten auf komplexe, ballaststoffhaltige Kohlenhydrate zu setzen. Komplexe Kohlenhydrate werden deutlich langsamer verstoffwechselt als einfache, regulieren damit den Blutzuckerspiegel besser und sorgen für eine länger anhaltende Energieversorgung.

Der tägliche Energiebedarf sollte bei Ausdauersportlern mindestens zur Hälfte aus Kohlenhydraten gedeckt werden, »Low Carb« ist also auf keinen Fall das Mittel der Wahl. Es gibt allerdings auch eine maximale Kohlenhydrat-Menge, die unser Körper verstoffwechseln kann. Das Internationale Olympische Komitee (IOC) empfiehlt für Sportler eine tägliche Aufnahmemenge an Kohlenhydraten von 6-10 g/kg Körpergewicht. Ein 75 kg schwerer Sportler sollte demnach täglich etwa zwischen 450 g und 750 g Kohlenhydrate zu sich nehmen.

Fette – Deine Brennstoffzellen

Auch die Aufnahme von Fetten ist für unseren Körper unerlässlich. Wir brauchen Fett als Energiequelle und Energiespeicher, zur Isolierung und zum Schutz von Organen und als Bestandteil von Zellmembranen. Fette werden auch für die Bildung von Vitamin D sowie hormonähnlichen Substanzen und Steroidhormone benötigt. Daneben brauchen wir sie, um die lebensnotwendigen Vitamine A, D, E und K zu absorbieren. Ohne Fett läuft gar nichts, aber auch hier gilt wieder: Fett ist nicht gleich Fett. Es gibt gute und schlechte Fette. Vielmehr kommt es darauf an, die richtigen Fette in geeigneter Menge zu sich zu nehmen. Viele Menschen nehmen einfach zu viel Fett zu sich, und davon einen zu hohen Anteil an ungesunden Fetten. Zudem hat Fett einen doppelt so hohen Energiegehalt wie Kohlenhydrate und Proteine. Auf 1 Gramm Fett kommen 9 Kilokalorien, bei Kohlenhydraten und Proteinen nur 4. Empfohlen wird, maximal 30 % der täglichen Kalorienzufuhr aus Fetten zu generieren.

Entscheidend ist jedoch nicht nur die Menge an Fetten, die wir zu uns nehmen, sondern vor allem deren Zusammensetzung. Hier gilt: Gib ungesättigten Fettsäuren den Vorzug vor gesättigten Fettsäuren! Pflanzliche Fette wie Rapsöl, Leinöl, Olivenöl, Kernöl, Nüsse und Avocados enthalten einen hohen Anteil an einfach und mehrfach ungesättigten Fettsäuren.

Gesättigte Fettsäuren komplett zu vermeiden ist quasi unmöglich, da prinzipiell alle Fette gesättigte und ungesättigte Fettsäuren enthalten. Ihr Anteil sollte aber möglichst gering gehalten werden. Gesättigte Fettsäuren liefern zwar Energie, erhöhen aber gleichzeitig auch den Cholesterinspiegel. Außerdem lagern sie sich in den Zellmembranen ein, verlangsamen damit den Stoffwechsel und erhöhen die Entzündungswerte im Körper. Damit fördern sie die Entstehung von rheumatischen Erkrankungen. Empfehlungen zum maximalen Anteil, den man an gesättigten Fettsäuren aufnehmen sollte, schwanken in der Regel zwischen 25 % und einem Drittel der gesamten Aufnahme an Fettsäuren. Kakaobutter und Kokosfett sind hier aus meiner Sicht die erste Wahl.

Bei den ungesättigten Fettsäuren differenziert man noch einmal in einfach und mehrfach ungesättigten Fettsäuren. Beide benötigt unser Körper. Mehrfach ungesättigte Fettsäuren kann er allerdings nicht selber herstellen, weshalb wir diese über die Nahrung zuführen müssen.

	Gesättigte Fettsäuren	Ungesättigte Fettsäuren	
		einfach ungesättigte Fettsäuren	mehrfach ungesättigte Fettsäuren = essenzielle Fettsäuren
Vorkommen	Kokosfett, Kakaobutter	Olivenöl, Kernöl, Rapsöl, Nüsse, Avocados	Sonnenblumenöl, Maiskeimöl, Sojaöl, Leinsamen, Chiasamen, Hanföl, Hanfsamen
Anteil an 30 % Fettsäureanteil der Ernährung	weniger als 7 %	ca. 13 %	Maximal 10 %

Die mehrfach ungesättigten Fettsäuren Omega-3 (Alpha-Linolsäure) und Omega-6 (Linolsäure) werden als essenziell (lebensnotwendig) bezeichnet. Wichtig ist aber auch hier ein ausgewogenes Verhältnis – im Optimalfall sollte dieses bei 2:1 bis 5:1 liegen (Omega-6:Omega-3). Die Herausforderung besteht hier in erster Linie darin, einen ausreichenden Anteil an Omega-3-Fettsäuren zu sich zu nehmen, denn diese sind in den meisten Lebensmitteln in deutlich geringerem Verhältnis zu den Omega-6-Fettsäuren enthalten. Sehr gute Quellen, mit einem hohen Anteil an Omega-3-Fettsäuren sind Chiasamen, Leinsamen und Leinöl sowie Hanfsamen und Hanföl.

Anteil von Omega-3 und Omega-6 Fettsäuren in pflanzlichen Ölen (in Prozent)		
Ölsorte	Anteil Omega-3	Anteil Omega-6
Sonnenblumenöl	0	65
Erdnussöl	0	33
Walnussöl	5	51
Olivenöl	1	9
Leinöl	57	16
Rapsöl	10	22
Kokosöl	0	1,8
Maiskeimöl	1,2	53
Sesamöl	0,7	41,4

Bei einer pflanzlichen Ernährung ist üblicherweise das Verhältnis zwischen der Aufnahme von gesättigten und ungesättigten Fettsäuren ausgewogen, sodass der Cholesterinspiegel niedrig bleibt und das Risiko für Herz-Kreislauf-Erkrankungen sinkt. Pflanzen enthalten kein Cholesterin. Das müssen sie auch nicht, denn Cholesterin kann unser Körper in ausreichender Menge selbst herstellen.

Was bedeutet das für Ausdauersportler?

Auch Sportler müssen natürlich Fette zu sich nehmen. Empfehlenswert sind Fette mit einem hohen Anteil an einfach ungesättigten Fettsäuren und einem geringen Anteil an mehrfach ungesättigten Fettsäuren. Letztere sollten vor allem Omega-3- und Omega-6-Fettsäuren sein. Gerade diese beschleunigen den Sauerstofftransport und kurbeln die Fettverbrennung an. Auf gesättigte Fettsäuren hingegen sollte weitgehend verzichtet werden. Industriell stark verarbeitete Nahrung enthält sehr häufig einen hohen Anteil an gesättigten Fettsäuren oder gar schädliche Transfettsäu-

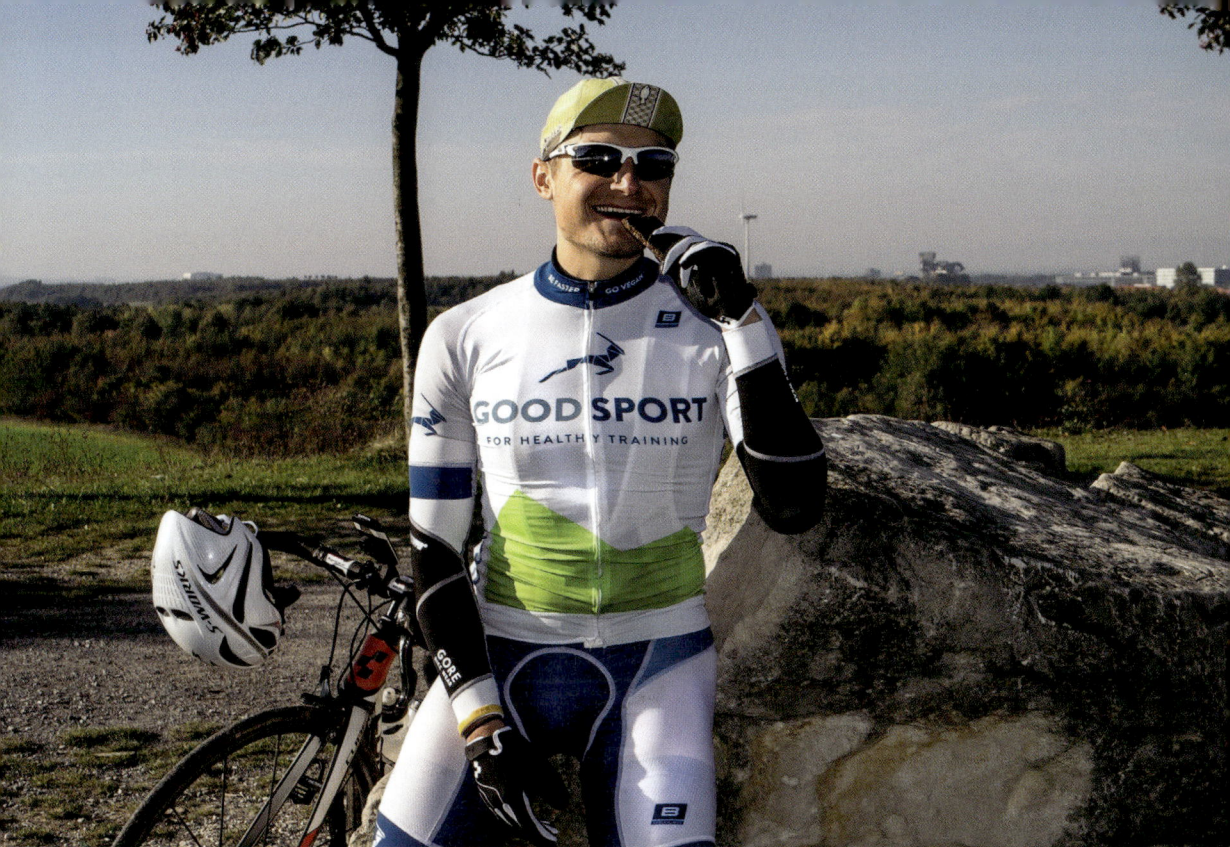

ren. Transfette sind billige, industriell hergestellte Fette, die lange haltbar sind. Zum Beispiel werden in der Industrie pflanzliche Öle gehärtet, um Margarine herzustellen. Sie können aber auch beim Braten oder Frittieren entstehen. Findet man als Verbraucher unter den Inhaltsstoffen »gehärtete« oder »zum Teil gehärtete Fette« weiß man, dass Transfette enthalten sind. Hier gilt: Finger weg!

Ein großer Vorteil für Sportler ist, dass Fette fast unbegrenzt gespeichert werden können. Während aber ungesunde Fette direkt auf der Hüfte landen, vergrößern gute Fette den Fettspeicher in den Muskeln. Diese zusätzlichen Fettspeicher ermöglichen es, bei langen Belastungen, unseren Kohlenhydrat-Speicher zu entlasten. Dieser ist dann in Belastungsspitzen, in denen der Körper schnell zugängliche Zucker benötigt, besser gefüllt.

Proteine – Deine Baumaterialien

Jede Zelle unseres Körpers enthält Protein. Ohne Proteine würden viele Bereiche in unserem Organismus schlichtweg nicht funktionieren. Sie sind unerlässlich für den Aufbau von Zellen, zur Regulierung verschiedener Stoffwechselvorgänge, für die Bewegung von Muskeln, für die Immunabwehr, zur Regulierung des Säure-Basen-Haushaltes, für den Transport von Substanzen, zur Bildung von Neurotransmittern etc. Eine Unterversorgung mit Proteinen würde also

u. a. zum Muskelabbau führen, sich negativ auf die Knochengesundheit und unsere Verdauung auswirken und die Anfälligkeit für Infektionen erhöhen.

Nur bei lang anhaltenden Belastungen wird Protein auch als Energielieferant wichtig. Dann nämlich, wenn die Kohlenhydrat-Speicher leergefegt sind. Grund dafür ist, dass zur Verbrennung von Proteinen noch mehr Sauerstoff benötigt wird als für die Verbrennung von Fetten, sodass es wenig effizient wäre, viel Energie aus Proteinquellen zu beziehen. Zudem ist unser Proteinspeicher recht klein. Gerade Sportler sollten auf eine optimale Protein-Versorgung achten, da diese einen erhöhten Protein-Bedarf haben.

Grundbausteine der Protein-Moleküle sind miteinander verknüpfte Aminosäuren, von denen es insgesamt Hunderte gibt. 20 Aminosäuren werden benötigt, um die körpereigenen Proteine aufzubauen. Acht von ihnen (Isoleucin, Leucin, Lysin, Methionin, Phentylalanin, Threonin, Tryptophan und Valin) werden als essenziell (lebensnotwendig) bezeichnet. Essenzielle Aminosäuren müssen, analog zu den essenziellen Fettsäuren, dem Körper zugeführt werden, da dieser sie nicht selber herstellen kann. Hülsenfrüchte, Lupine, Hanf, Getreide, oder auch Nüsse und Samen sind hervorragende Proteinlieferanten.

Wichtig ist aber auch zu wissen, dass in Proteinen zwar alle essenziellen Aminosäuren enthalten sind, jedoch in unterschiedlichen Zusammensetzungen und Mengen, sodass sich Proteine nicht nur in puncto Verdaubarkeit unterscheiden, sondern auch in ihrer Qualität. Man spricht hier auch von der »biologischen Wertigkeit«. Dieser Begriff drückt aus, wie gut sich ein Protein, das man über die Nahrung zuführt, für den Aufbau von Körperprotein eignet. Je genauer die Aminosäurenzusammensetzung des Nahrungsproteins dem Aminosäurenbedarf des Körpers spiegelt, desto höher ist seine biologische Wertigkeit. Oder anders gesagt: Die biologische Wertigkeit gibt an, wie viel Gramm Körper-Eiweiß durch das jeweilige Nahrungs-Eiweiß aufgebaut werden kann. Das heißt auch: Je höher die biologische Wertigkeit, desto weniger Eiweiß muss ich zu mir nehmen.

Nimmt man pflanzliche Proteine zu sich, die nicht stärker verarbeitet sind (Seitan oder Weißmehl beispielsweise sind stärker verarbeitet), sind diese im Vergleich zu tierischen Proteinen etwas schwerer verdaulich, da die enthaltenen Zellen starke Zellwände haben. Sie sind dafür aber auch ballaststoffreicher.

Lebensmittel	Eiweißanteil (mg /100 g)	Lebensmittel	Eiweißanteil (mg /100 g)
Hanfprotein	50	Chiasamen	21
Soja	45	Kichererbsenmehl	20
Lupinenmehl	41	Weizengras	14,8
Erdnüsse	25	Amaranth	14,45
Linsen	24	Quinoa	13,9
Kürbiskerne	24	Haferflocken	13,5
Leinsamen	24	Maca	12,5

Was bedeutet das für den Ausdauersportler?

Proteine fördern unsere Konzentrations- und Koordinationsfähigkeit, die allgemeine Leistungsbereitschaft und unseren Aktivitätslevel. Sie sind aber in erster Linie wichtige Baustoffe für den Körper, und bei Sportlern sind die Ab- und Aufbauprozesse besonders intensiv. Abbauprozesse finden durch Belastungen statt, während Regenerationsphasen zum Aufbau genutzt werden. Während einer Belastung entstehen sogenannte Mikroverletzungen, z. B. kleine Risse in der Muskulatur, die sich entzünden können. Wir kennen das Ganze als Muskelkater am nächsten Tag. Während der anschließenden Erholungsphase wird quasi alles repariert und Muskeln werden aufgebaut. Unser Körper regeneriert sich, und für diese Regeneration benötigt er möglichst hochwertige Proteine. In der Regenerationsphase repariert der Körper nicht nur die entstandenen Mikroverletzungen, sondern fügt noch einen Puffer hinzu. Diesen Prozess nennt man Superkompensation. Er dient dazu, dass wir für die nächste Belastung noch besser gerüstet sind.

Besonders nach einer Sporteinheit – also unmittelbar vor der Regeneration – ist auf die Aufnahme hochwertiger Proteine zu achten. Mit hochwertigen Proteinen kannst du deine Regeneration beschleunigen, da die Reparaturprozesse im Körper mit ihrer Hilfe effizienter ablaufen. Eine hohe Konzentration von Aminosäuren im Blut, die aus Proteinen gewonnen werden, ist dafür unerlässlich. Wichtig ist auch hier nicht die Quantität der Proteine, sondern die Qualität: Proteine sollten einen möglichst hohen Anteil an essenziellen Aminosäuren aufweisen. Je schneller du regeneriert bist, desto schneller kannst du wieder trainieren. Proteine sind immens wichtig für die Regeneration, zur Heilung von Mikroverletzungen und den Muskelaufbau.

Sportler haben grundsätzlich einen erhöhten Proteinbedarf. Empfehlungen schwanken hier zwischen 1,2 und 2 Gramm pro Kilogramm Körpergewicht täglich. Bei Nicht-Sportlern werden 0,9 Gramm pro Tag und Kilogramm Körpergewicht empfohlen. Mit einer ausreichenden Menge und Variation an proteinreichen Lebensmitteln ist der Mehrbedarf auch ohne Supplemente zuführbar. Mindestens genauso wichtig ist für uns Sportler aber der Zeitpunkt der Zufuhr von Proteinen: Das richtige Timing kann zur besseren Regeneration nach dem Training führen, den Muskelaufbau fördern und das Immunsystem stärken. Du solltest darauf achten, so schnell wie möglich nach Abschluss deiner Belastungseinheit die Proteinspeicher aufzufüllen.

Mikronährstoffe

Unser Körper benötigt jedoch nicht nur Makronährstoffe, damit alles reibungslos funktioniert, sondern auch die sogenannten Mikronährstoffe.

Ohne Mikronährstoffe können Makronährstoffe nicht verarbeitet und verwertet werden. Zu der Gruppe der Mikronährstoffe zählen Vitamine (Vitamine A, B, C, D, E und K), Mineralstoffe (wie Kalzium oder Magnesium), Spurenelemente (z. B. Eisen, Zink und Selen), sekundäre Pflanzenstoffe (z. B. Carotinoide und Steroide) sowie essenzielle Fett- und Aminosäuren, zu denen ich schon etwas im Abschnitt über die Makronährstoffe geschrieben habe.

Mikronährstoffe müssen über die Nahrung aufgenommen werden, da unser Körper sie nicht selber herstellen kann. Ein dauerhafter Mangel an einem oder mehreren Mikronährstoffen kann im schlimmsten Fall zu Krankheiten oder im allerschlimmsten Fall sogar zum Tod führen. Sportler benötigen – zumindest während der Belastung – drei bis vier Mal mehr Mikronährstoffe als Nicht-Sportler.

Mikronährstoffe sind in hoher Konzentration besonders im frisch geernteten Obst und Gemüse enthalten. Der Gehalt lässt aber durch Lagerung und Transport leider schnell nach. Spinat beispielsweise verliert innerhalb von nur 3 Tagen 95 % seines Vitamin C-Gehaltes. Es ist also bei Obst und Gemüse extrem wichtig, möglichst frisch zu kaufen und zu verzehren. Vorratskäufe funktionieren für frische Lebensmittel leider eher schlecht.

Im Folgenden möchte ich ein paar Mikronährstoffe, die für mein Ernährungskonzept besonders wichtig sind, kurz vorstellen. Diese Auswahl ist natürlich längst nicht allumfassend! Es gilt: Je ausgewogener und bunter du isst, desto weniger Gedanken musst du dir um Mangelerscheinungen machen.

Kalzium

Kalzium ist besonders wichtig für die Bildung von Knochen und Zähnen. Im Blut hilft Kalzium bei der Blutgerinnung und Aktivierung von Hormonen und Enzymen. Darüber hinaus trägt Kalzium zur Stabilisierung der Zellmembranen bei und sorgt für einen regelmäßigen Herzschlag. Der tägliche Bedarf an Kalzium liegt bei 600 mg, gespeichert wird das zugeführte Kalzium zu 95 % in unseren Knochen. Auch zur Vorbeugung von Osteoporose ist eine regelmäßige Kalziumzufuhr unerlässlich, denn ein Mangel kann sich erst Jahre später bemerkbar machen. Mangelerscheinungen können sich durch Muskelkrämpfe und unregelmäßigem Herzschlag bemerkbar machen.

Bei der Aufnahme und Verwertung von Kalzium ist Vitamin D unerlässlich. Vitamin D erhöht im Darm die Kalziumaufnahme und sorgt für eine geringere Ausscheidung über die Nieren.

Lebensmittel	Kalziumgehalt (mg /100 g)
Mohn	2500
Moringa	1300
Gerstengras	832
Sesamsamen, Sesammus (Tahini)	780
Chiasamen	631
Weizengras	410
Brennnessel	360
Maca	334
Mandeln	252
»Sojafleisch«	250
Haselnüsse	225
Grünkohl (roh) / Petersilie	200-250
Feigen (getrocknet)	200
Rucola (roh) / Brunnenkresse / Löwenzahn	150-200
Spinat (gekocht)	126
Sojamilch, Reismilch, Hafermilch (mit Kalzium angereichert)	bis 120*
Tofu	105
Brokkoli (gekocht) / Meerrettich / Chinakohl / Fenchel	100-150
Oliven, grün (mariniert)	96
Walnüsse	87
Kokosnusswasser	67,5
Mineralwasser (verschiedene Sorten)	10 bis > 800 mg/l

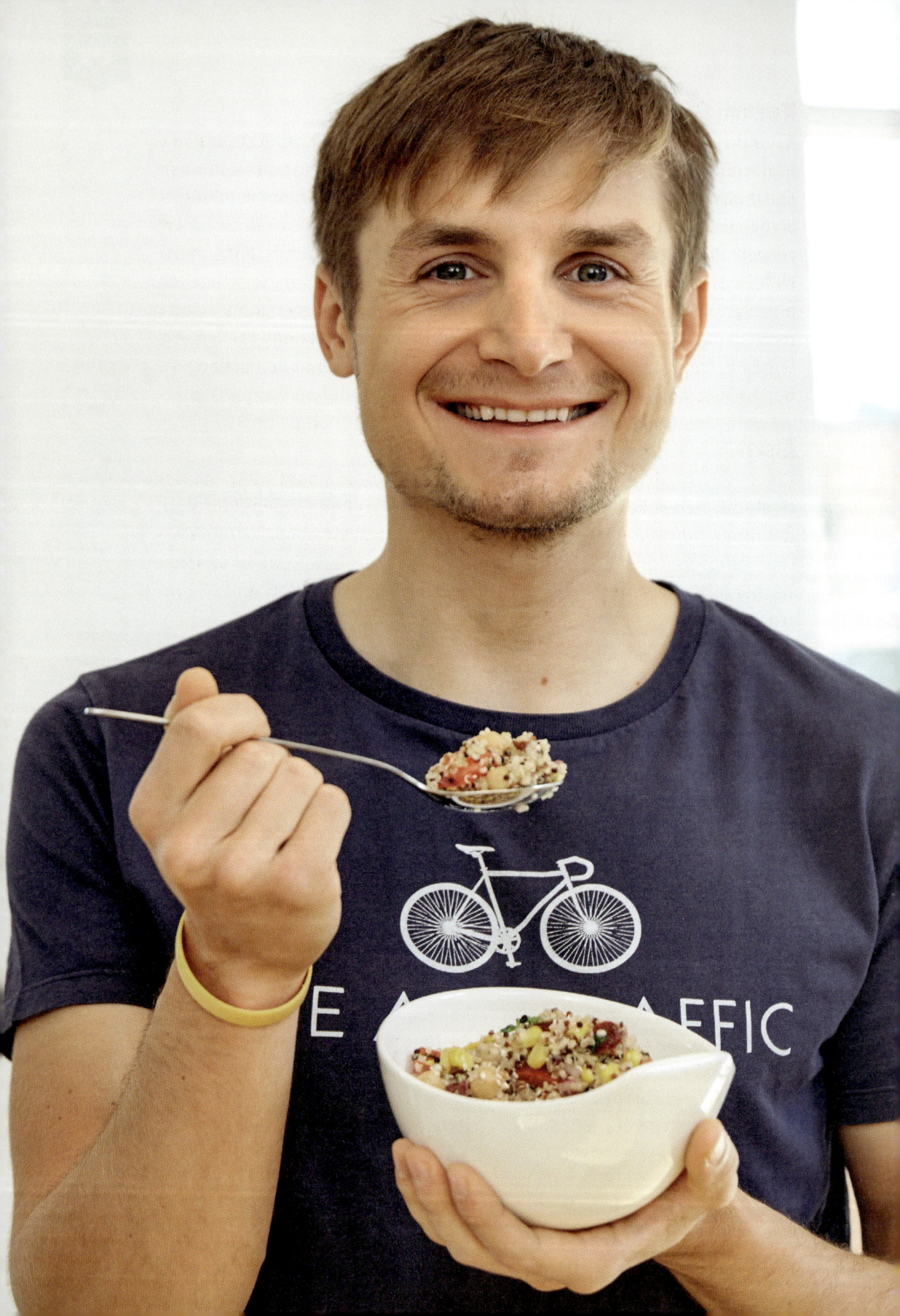

Vitamin D

Vitamin D beeinflusst unser Immunsystem positiv, regelt den Kalzium- und Phosphathaushalt im Körper und fördert die Knochenbildung. Das Vitamin D hat eine Sonderstellung unter den Vitaminen, denn es wird vom Körper selber über Sonneneinstrahlung in der Haut gebildet. Erst wenn die körpereigene Produktion nicht mehr ausreicht, muss man Vitamin D über seine Nahrung (oder Nahrungsergänzungsmittel) zuführen. Waldpilze beinhalten einen größeren Anteil an Vitamin D, Avocados einen geringeren. Hier lautet meine klare Empfehlung: Möglichst häufig Sport im Freien machen und Sonne tanken, um die Speicher zu füllen! Solariumsbesuche helfen übrigens bei der Vitamin D-Zufuhr nicht.

Eisen

Eisen ist für den Sauerstofftransport im Körper zuständig. Es ist Bestandteil des Farbstoffs der roten Blutkörperchen (Hämoglobin). In der Muskulatur benötigen wir Eisen, um Sauerstoff zu speichern. Darüber hinaus ist Eisen wichtig für die Energiebereitstellung in unseren Körperzellen und hilft bei der Herstellung von Hormonen und Neurotransmittern.

Eisenmangel wird von der Weltgesundheitsorganisation (WHO) als häufigster Nährstoffmangel eingestuft. Andauernde Müdigkeit, Konzentrationsstörungen, Leistungsabfall und Erkältungsanfälligkeit sind Anzeichen für Eisenmangel.

Um die Eisenaufnahme zu fördern, kann man Vitamin C (z. B. in Zitronen- und Orangensaft, Johannisbeeren oder Paprika enthalten) mit Eisenlieferanten kombinieren. Aber auch fermentierte Produkte, wie Tempeh oder Miso und säurehaltige Lebensmittel oder Aminosäuren mit Schwefelgehalt (Erbsen, Sonnenblumenkerne, Sojabohnen) eignen sich, die Eisenaufnahme zu fördern – maximal um das Drei- bis Vierfache. Das Einweichen oder Keimen von Getreide und Hülsenfrüchten senkt den Gehalt an Phytaten, die die Eisenaufnahme hemmen. Somit kann das Eisen besser verwertet werden. Auch Tee und Kaffee sind übrigens Eisenhemmer.

Da lediglich 10-15 % des in der Nahrung enthaltenen Eisens tatsächlich verwertet werden können, empfiehlt die Deutsche Gesellschaft für Ernährung (DGE) zur ausreichenden Deckung des täglichen Eisenbedarfs eine Gesamt-Tageszufuhr von 10-15 mg (für Erwachsene), um den Netto-Bedarf von 1 mg Eisen zu decken. Schwangere haben einen erhöhten Bedarf von 20-30 mg.

Lebensmittel	Eisengehalt (mg /100 g)	Lebensmittel	Eisengehalt (mg /100 g)
Moringa	28,2	Quinoa	8
Maca	15	Chiasamen	7,7
Zuckerrübensirup	13	Amaranth	7,6
Kürbiskerne	12,5	Kakao (Rohkostqualität)	7,3
Gojibeeren	12,2	Cashewkerne	6,7
Hanfsamen	12	Dinkelvollkornmehl	4,6
Maca	9,1	Haferflocken	4,6
Amaranth	9	Getrocknete Aprikosen	4,4
Tahini (Sesampaste)	9	Spinat	4,1
Leinsamen	8,2	Erdmandeln	4,0

Vitamin B_2 (Riboflavin)

Vitamin B_2 unterstützt den Körper dabei, Kohlenhydrate in Energie umzuwandeln. Darüber hinaus hilft es bei der Aufschlüsselung von Aminosäuren, auf die dein Körper nach größeren Anstrengungen zurückgreift, um die Regenerationsphase einzuleiten. Je schneller der Zugriff erfolgen kann, desto schneller beginnt damit auch die Regenerationszeit. Männer sollten laut Empfehlungen täglich 1,4 mg, Frauen 1,2 mg B_2 zuführen. Der Bedarf steigt, wenn mehr Energie verbraucht wird, da Riboflavin beim Energiestoffwechsel mitwirkt. Deshalb ist eine ausreichende Versorgung mit B_2 nach dem Sport sehr wichtig. Gute pflanzliche Quellen für Vitamin B_2 sind:

Lebensmittel	Vitamin B_2 (mg /100 g)	Lebensmittel	Vitamin B_2 (mg /100 g)
Spirulina	3,3	»Sojafleisch«	0,30
Moringa	2,4	Linsen	0,26
Weizengras	2,3	Haselnüsse	0,20
Hanfsamen	1,1	Brokkoli (gekocht)	0,18
Mandeln	0,60	Weizenvollkornmehl	0,17
Champignons	0,45	Avocado	0,15
Kürbiskerne	0,32	Pflaume (getrocknet)	0,12

Vitamin B$_{12}$

Vitamin B$_{12}$ ist wohl der kritischte Nährstoff bei einer rein pflanzlichen Ernährung, da er in ausreichender Konzentration fast ausschließlich in Nahrungsmitteln tierischen Ursprungs enthalten ist. B$_{12}$ ist extrem wichtig für zahlreiche Körperfunktionen, u. a. für die Blutbildung, die Zellteilung oder auch die Energiegewinnung aus Fetten und Proteinen. Ein Vitamin B$_{12}$-Mangel kann zu erheblichen Schäden führen. Angefangen bei einer ständigen Müdigkeit über Blutarmut bis hin zu anderen, teilweise irreparablen, Schäden. Das Thema B$_{12}$ solltest du also auf gar keinen Fall auf die leichte Schulter nehmen, besonders dann nicht, wenn du dich zu 100 % vegan ernährst.

Pflanzliche Lebensmittel enthalten keine ausreichenden Mengen des von uns benötigten Typs von B$_{12}$, sondern häufig nur sogenannte Analoga, die von der Struktur her den tatsächlich von uns benötigtem B$_{12}$ zwar ähneln, aber nicht dieselbe biologische Verwertbarkeit besitzen. Sichere Quellen sind bislang nur mit Vitamin B$_{12}$ angereicherte Lebensmittel (z. B. Pflanzendrinks) oder eine angereicherte Zahnpasta (z. B. von Santé), sowie Nahrungsergänzungsmittel. Mit einer Kapsel oder Tablette pro Tag ist man auf jeden Fall auf der sicheren Seite.

Im Hinblick auf B$_{12}$ sollte eine regelmäßige Kontrolle stattfinden, da es durchaus zwei bis drei Jahre dauern kann, bis ein Mangel auftritt, denn Vitamin B$_{12}$ wird im Körper lange gespeichert. Wichtig ist, dass der Hausarzt genau darüber informiert ist, welche Werte zu testen sind (HoloTranscobalamin, Serum Vitamin B$_{12}$, Homocystein).

Energieversorgung vor, während und nach der Belastungseinheit

Das richtige Timing für die Nahrungsaufnahme ist ein entscheidender Leistungsfaktor, und hier kannst du jede Menge falsch machen. Darüber hinaus kommt es auch darauf an, wie du trainierst. Ist deine Einheit kurz und knackig (bis zu einer Stunde), ist sie länger und im mittleren bis hohem Intensitätsbereich (ein bis drei Stunden) oder steht eine lange Belastungseinheit (mehr als drei Stunden) auf dem Programm?

Alle Einheiten haben eins gemeinsam: Sie lassen sich in die Phasen VOR, WÄHREND und NACH der Belastung einteilen. Im Folgenden erkläre ich dir die Grundsätze, die du bei der Nahrungswahl vor, während und nach der Belastung beachten solltest. Konkrete Rezeptvorschläge findest du dann weiter hinten in diesem Buch, zuvor gilt es aber, das Grundkonzept nachzuvollziehen.

Vor einer Belastungseinheit

Vor einer Belastung sollte dein Energiespeicher gut gefüllt sein. Dein Magen sollte weder leer noch voll sein. Die letzte größere Mahlzeit solltest du generell spätestens zwei bis drei Stunden vorher verzehrt haben. Wer auf nüchternen Magen 200 Kilometer Rad fahren möchte, wird ebenso wenig Spaß daran haben, wie jemand, der sich vor einem Intervalltraining den Bauch vollschlägt.

Kurze Belastungseinheiten

Bei kurzen Belastungen solltest du vor allem kurz vorher schnell verfügbare, also einfache Kohlenhydrate zu dir nehmen, dafür aber wenig Fett und Ballaststoffe. Letztere werden für kurze Belastungen zu langsam verstoffwechselt und erhöhen die Gefahr von Magenproblemen bei besonders hoher Intensität. Kurze Einheiten von bis zu einer Stunde meistern die meisten Sportler aus dem Stand, da reicht eine Zufuhr von Kohlenhydraten völlig aus.

Längere und lange Belastungseinheiten

Bei längeren Belastungen von mehr als einer Stunde sieht das Ganze schon anders aus. Jetzt kommt es auf eine ausgewogene Ernährung aus langkettigen (komplexen) Kohlenhydraten, hochwertigen Proteinen, guten Fetten sowie vielen Vitaminen und Mineralstoffen an.

Wer nun auf die Idee kommt, die letzte Stunde vor der Belastungseinheit damit zu verbringen, kiloweise gute Nahrung zu sich zu nehmen, wird vermutlich kaum noch aufs Rad oder in die Laufschuhe kommen. Und selbst wenn das noch klappt, dürfte die Einheit kein Vergnügen werden, denn die Verdauung funktioniert während einer Belastung nicht so gut wie während der Ruhephasen. Deine letzte richtige Mahlzeit vor der Einheit sollte daher möglichst leicht und stärkehaltig sein, um vor allem komplexe Kohlenhydrate frisch zu tanken. Die Mahlzeit sollte außerdem protein-, fett- und ballaststoffarm sein, damit du deine Verdauungsprozesse nicht zu sehr belastest und Magenbeschwerden vorbeugst.

Während einer Belastungseinheit

Eine entscheidende Rolle spielt die Verpflegung unterwegs, wenn deine Sporteinheit mehr als 1,5 Stunden dauert. Du solltest dann auf leicht verdauliche Nahrung in geringeren Portionen setzen, dafür aber häufiger nachlegen. Um die Verweildauer der Nahrung im Magen zu verkürzen, ist es wichtig, dass du gründlich kaust.

Der Mann mit dem Hammer – wer ist das?

Komplexe Kohlenhydrate sorgen dafür, dass der Blutzuckerspiegel konstant bleibt, und verhindern, dass du dem »Mann mit dem Hammer« begegnest bzw. einen Hungerast erleidest. Dazu kommt es, wenn nicht rechtzeitig Kohlenhydrate nachgelegt werden, infolgedessen ein Glukosemangel entsteht und der Blutzuckerspiegel in den Keller rauscht. Der Körper muss nun auf seine Fettreserven zurückgreifen. Dazu benötigt er mehr Sauerstoff als bei der Verbrennung von Kohlehydraten, was aber auch mit einem höheren Sauerstoffbedarf einhergeht. Wer auf komplexe Kohlenhydrate setzt und regelmäßig nachlegt (alle 20-30 Minuten) vermeidet eine Begegnung mit dem »Mann mit dem Hammer«. 60-80 g Kohlenhydrate pro Stunde scheint mir ein vernünftiges Maß zu sein. Kohlenhydrate in flüssiger Form werden übrigens noch schneller verstoffwechselt. Deine Verpflegung sollte natürlich auch praktisch zum Mitnehmen sein und möglichst viele Nährstoffe bei möglichst geringem Volumen und Gewicht enthalten. Empfehlenswert ist es auch, sowohl etwas Deftiges als auch etwas Süßes bei sich zu haben, da man vorher nie weiß, worauf man Lust haben wird.

Trink niemals über den Durst!

Ein ausgeglichener Flüssigkeitshaushalt ist mindestens genauso wichtig wie die Essenszufuhr. Trinkst du erst, wenn du Durst hast, ist es schon zu spät. Hast du eine längere oder lange Belastungseinheit vor dir, dann fülle deinen Wasserspeicher schon einen bis zwei Tage vor der Sporteinheit mit drei bis vier Litern Flüssigkeit pro Tag auf. Am Ereignistag selbst musst du dann nur kontinuierlich nachfüllen. Schon ein Wasserverlust von 2 % des Körpergewichtes mindert die Ausdauerleistung. Ab 4 % nimmt die Kraftleistung ab und ab 10 % wird es sogar lebensbedrohlich. Aber nur Wasser zu trinken hilft nicht, denn das Problem ist der Verlust von Mineralstoffen über Schweiß und Urin.

Experten raten, nur so viel zu trinken, wie man an Flüssigkeit über Schweiß und Urin verliert. Der Flüssigkeitsverlust beim Sport wird von vielen Sportlern überschätzt. Vertrau vor allem auf die Warnfunktion deines Körpers: dem Durst. Ich kann nur dazu raten, nicht über den Durst hinaus zu trinken, denn dies kann den Organismus belasten und zu einer gefährlichen Hyponatriämie führen. Das ist ein zu niedriger Natriumspiegel im Blut, der zu Schwellungen im Gehirn und im schlimmsten Fall zum Tod führen kann. Verloren gegangene Mineralstoffe kannst du über stark verdünnte Fruchtsäfte oder die Getränke in meinem Rezeptteil wieder ausgleichen.

Nach einer Belastungseinheit

Direkt nach der Belastung beginnt die wichtige Regenerationsphase: Wasser- und Energiespeicher müssen wieder aufgefüllt werden, die Glykogenspeicher sind so gut wie leer. Jetzt sollte das Auffüllen möglichst schnell passieren, denn in den ersten 2 Stunden nach einer Belastung nehmen Muskelzellen besonders gut Energie auf und füllen die Glykogenspeicher. Nicht nur Kohlenhydrate, sondern auch Proteine müssen zugeführt werden, da diese für die Reparatur von Mikroverletzungen in Muskeln, Sehnen und Gelenken benötigt werden. Es empfiehlt sich also möglichst Kohlenhydrate und Proteine zu kombinieren. Nach dem Sport dürfen auch solche Kohlenhydrate mit einem hohen glykämischen Index gewählt werden, da so die Glykogenspeicher noch schneller aufgefüllt werden. Bei der Eiweißzufuhr solltest du auf schnell verwertbares Eiweiß (Quinoa, Lupine, Nüsse, Samen, Erbsen- oder Hanfprotein) setzen, damit deine Muskeln ebenfalls schnell versorgt werden. Die Zufuhr von Vitaminen und Mineralstoffen ist natürlich in dieser Phase genauso wichtig. Der Rezeptteil bietet einige Rezepte, die speziell auf die Phase nach einer Belastung abgestimmt sind.

KLEINER EXKURS: Du willst abnehmen?

Nicht wenige Menschen trainieren (auch), um abzunehmen. Generell ist die Rechnung simpel: Verbrenne mehr Kalorien, als du zu dir nimmst und du wirst abnehmen (negative Kalorienbilanz). Ausdauersport ist für das Senken des Körperfettanteils optimal, denn bei längeren Belastungen verbrennt unser Körper zunehmend Fett. Deshalb ist es beim Ausdauersport wichtig,

nicht zu intensiv zu trainieren, damit noch genügend Sauerstoff für die Fettverbrennung vorhanden ist. Das funktioniert nicht, wenn du nah am Limit trainierst. Außerdem verbrennt unser Körper bei hoher Leistungsintensität fast ausschließlich Kohlenhydrate (solange die Speicher das hergeben).

Reduziere also die Intensität und steigere langsam die Länge deiner Sporteinheiten. Zum Abnehmen solltest du möglichst lange im sogenannten unteren Grundlagenbereich (aerober Bereich) trainieren. Früher nannte man das »Laufen ohne Schnaufen«. In diesem Bereich wird am effektivsten Fett verbrannt, da bei ausreichender Sauerstoffversorgung Muskelenergie bereitgestellt wird, die durch den Abbau von Kohlehydraten und Fetten entsteht.

Wer abnehmen möchte, sollte möglichst wenig Nahrung zu sich nehmen, um seinen Stoffwechsel zu zwingen, an die Fettreserven zu gehen. Wichtig ist es dann, solche Nahrung zu sich zu nehmen, die eine hohe Nährstoffdichte aufweist, damit der Körper ausreichend mit Nährstoffen versorgt wird.

Wer nun annimmt, dass man am besten einfach mit geleerten Kohlenhydrat-Speichern loslegen sollte, weil der Körper dann direkt an die Fettreserven gehen muss, liegt allerdings falsch. Ohne Glykogen aus Kohlehydraten wird unsere Leistungsfähigkeit stark eingeschränkt, rauscht unser Blutzuckerspiegel in den Keller (Unterzuckerung) und wir begrüßen recht schnell den Mann mit dem Hammer. Zudem benötigt unser Körper Kohlenhydrate, um jene Stoffwechselvorgänge am Laufen zu halten, die für die Fettverbrennung notwendig sind.

Viele Athleten haben nach dem Sport einen großen Appetit auf deftiges Essen oder Süßkram. Das kann ein Hinweis darauf sein, dass ein Nährstoffmangel vorliegt! Wer abnehmen möchte, sollte den Anteil an Einfachzucker zugunsten von komplexen Kohlenhydraten verringern, um Heißhungerattacken zu vermeiden. Ein hoher Konsum von Nahrungsmitteln mit einem hohen glykämischen Index (GI), also solcher, die durch Einfachzucker den Blutspiegel hochjagen, kann außerdem dazu führen, dass die zugeführte Glukose nicht komplett verstoffwechselt werden kann, sondern teilweise in Fett umgewandelt wird. Wähle also lieber Lebensmittel mit einem niedrigen GI. Viele Sportler überschätzen den Kalorienverbrauch beim Sport. Dieser richtet sich natürlich auch nach Gewicht, Körpergröße und Leistungsstand. Die folgende Übersicht zeigt, wie viel Kalorien man in 30 Minuten Sport verbrennt:

Sportart	Verbrannte kcal bei 60 Kg Körpergewicht	Verbrannte kcal bei 80 Kg Körpergewicht
Laufen (12 km/h)	351	468
Seilspringen	317	422
Radfahren (22-25 km/h)	299	398
Schwimmen	262	350
Skilanglauf	256	342
Rudern	251	335
Inlineskaten	222	296
Nordic Walking	188	248
Walken (5,5 km/h)	127	169

Fazit: Du bist, was du isst!

Obwohl die Ernährung beim Sport einen so großen Unterschied ausmachen kann, wird dieses Thema – so mein Eindruck – viel zu häufig leichtfertig ignoriert. Erstaunlich eigentlich, aber irgendwie auch nur menschlich. Viele Sportler machen sich tatsächlich mehr Gedanken um ihre Ausrüstung, als um ihren Körper selbst. Doch egal wie toll dein Rad oder dein Laufschuh, dein Neoprenanzug oder deine Pulsuhr auch sein mag, egal wie hoch deine Startgebühr war, am Ende ist es dein Körper, der die gewünschte Leistung erbringen soll. Deswegen ist es so wichtig, was du isst: Mit der richtigen Nahrung stellst du ihm all die Energie zur Verfügung, die er braucht. Auch ich habe mir lange keine eingehenden Gedanken darüber gemacht, habe angenommen, die Art und Weise wie meine Radkollegen sich vor, während und nach dem Rennen oder Training ernähren, sei schon vernünftig.

Fertige Sportlerprodukte sind oft zuckerhaltig, mit Zusatzstoffen und künstlichen Aromen versetzt und stark industriell verarbeitet. Viel besser und deutlich gesünder ist es, auf die richtigen »echten« Lebensmittel zu setzen, sowohl beim Sport als auch im Alltag. Wer auch außerhalb seines Sports Wert auf eine gesunde Lebensweise legt, profitiert in jeder Hinsicht. Ich habe inzwischen meinen Weg gefunden, mein persönliches Ernährungskonzept hat sich geformt, und das nur mit Hilfe meines gesunden Menschenverstands: Warum soll ich meinem Körper ungesunde Industrienahrung zumuten, wo es doch eine riesige Auswahl an vollwertigen, frischen und gesunden Lebensmitteln gibt?

PRAKTISCHES

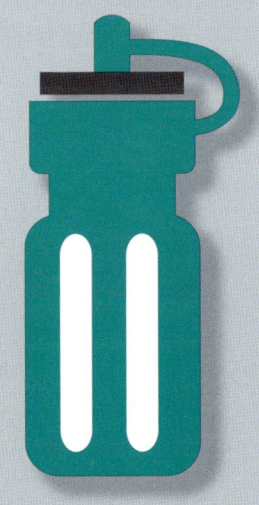

Meine wichtigsten Grundsätze

Ich glaube nicht daran, dass es DIE optimale
Ernährungsweise gibt, die für alle funktioniert. Alleine schon, weil jeder
über eine ganz individuelle körperliche Konstitution verfügt. Ich habe vieles
ausprobiert, bis ich die für mich optimale Ernährungsweise gefunden habe.
Sie ist rein pflanzlich und beruht auf folgenden Grundsätzen:

- Eat? Clean!
- Bio? Logisch!
- Roh? Köstlich!
- Sauer? Ist nicht lustig!
- Grün? Auch in Smoothies!
- Soja und Gluten? Die Dosis macht das Gift!
- Start? Jetzt!

Ich möchte mir nicht anmaßen, diesen Weg als den einzig richtigen darzu-
stellen. Ich freue mich aber, wenn du ihn ausprobieren möchtest. Ich bin mir
sicher, dass du dich besser, fitter, leistungsfähiger, wacher und stärker fühlen
wirst. Es kann sogar sein, dass Krankheiten oder Allergien abgemildert werden oder ganz verschwinden. Das alles wird natürlich nicht von heute auf
morgen passieren, denn dein Körper muss sich erst mal umgewöhnen und
Schadstoffe abtransportieren. Du selbst wirst zwischendurch vielleicht in
alte Gewohnheitsmuster zurückfallen. Hab etwas Geduld und halte durch,
denn spätestens nach vier bis acht Wochen solltest du schon eindeutige
Veränderungen an dir feststellen können.

Eat? Clean!

Clean Eating ist für meine Ernährungsweise einer der zentralen Pfeiler, denn Lebensmittel sind »Mittel zum Leben«. Clean Eating bedeutet nichts anderes, als auf naturbelassene, unverarbeitete (also vollwertige) Lebensmittel zu setzen. Clean Eating ist keine Diät, und bedeutet nicht, ausschließlich pflanzlich oder alle Lebensmittel in rohköstlicher Form zu essen.

Stark industriell verarbeitete Lebensmittel, wie Fast Food und Fertiggerichte (Convenience-Food) kommen mir nicht mehr auf den Teller. Diese Lebensmittel enthalten häufig Weißmehl, raffinierten Zucker, Geschmacksverstärker, künstliche Aromen, Farbstoffe, Süßstoffe, Transfette, Konservierungsstoffe oder Chemikalien wie Pestizide und Insektizide. Nährstoffe sind kaum noch enthalten (Stichwort: leere Kalorien), dafür häufig ein hoher Fettanteil (oft Transfette) und zu viel Salz. Das alles führt nicht selten bei dauerhaft hohem Konsum zu Krankheiten.

Die gute Nachricht ist, dass du jede Menge nährstoffhaltiger Alternativen im Bioladen oder Supermarkt findest: Gemüse, Obst, Nüsse, Samen, vollwertiges Getreide oder Hülsenfrüchte. Hier gilt: je kürzer die Liste der Inhaltsstoffe, desto besser! Wer – außer den Produzenten selbst – ist schon in der Lage, die Zutatenlisten von Produkten bis ins Detail aufzuschlüsseln oder den Produktionsprozess zu überwachen? Verbraucherorganisationen wie Foodwatch schlagen immer wieder Alarm und versuchen, aufzudecken und aufzuklären. Die meisten Konsumenten haben den Bezug zu Nahrung und ihrer Herstellung weitgehend verloren. Wir wissen kaum noch, woher Lebensmittel kommen oder wie man sie zubereitet, uns fehlt aber auch die Zeit oder das Interesse, uns eingehender damit zu beschäftigen. Nahrungsmittel sollen vor allem möglichst schnell verfügbar und günstig sein.

Die Nahrungsmittelindustrie nutzt unsere Unwissenheit und Bequemlichkeit gnadenlos aus. Die meisten Hersteller sind nicht daran interessiert, gesunde Lebensmittel herzustellen, sondern wollen mit ihren Produkten vor allem eines: Geld verdienen. Das gelingt ihnen offenbar ziemlich gut, wenn man sich die typische westliche Ernährungsweise anschaut.

In der amerikanischen Dokumentation »Food Inc.« gibt es eine symptomatische Szene zu sehen. Eine amerikanische Familie schaut sich im Supermarkt das Obst und Gemüse an, kauft es aber nicht sondern fährt im Anschluss am Drive-in-Schalter einer Burgerkette vorbei und bestellt Pommes und Burger. Nicht etwa, weil ihnen Letzteres besser schmeckt. Nein, weil Pommes und Burger günstiger waren als frisches Obst und Gemüse!

Grundsätze für Clean Eating:

- Iss reichlich frisches Obst und Gemüse!
- Iss möglichst viele unverarbeitete oder zumindest kaum verarbeitete Lebensmittel!
- Achte auf gesunde Fette, vermeide Transfettsäuren!
- Nimm ausreichend komplexe Kohlenhydrate zu dir!
- Keine Fertiggerichte, kein Junkfood!
- Kein Weißmehl, kein raffinierter Zucker!
- Vermeide künstliche Zusatzstoffe im Essen!
- Vermeide gesüßte Getränke und künstliche Süßstoffe wie Aspartam!
- Trinke ausreichend Wasser, Tee oder andere gesunde Getränke!
- Wenn du beruflich unterwegs bist, bereite dein Essen vor und nimm es mit!

Bio? Logisch!

Bei konventionellen Lebensmitteln – besonders bei Obst und Gemüse – ist eine Verunreinigung durch Pflanzenschutzmittel wie Insektizide und Pestizide leider eher Regelfall als Ausnahme. Diese Mittel lagern sich im Körper ab, was ich mir nicht zumuten möchte. Biobauern hingegen ist der Einsatz von chemisch-synthetischen Pflanzenschutzmitteln nicht erlaubt. Darüber hinaus dürfen sie keine Erzeugnisse verwenden, die genetisch verändert wurden. Gewürze und Kräuter dürfen außerdem keinesfalls radioaktiver Strahlung ausgesetzt werden, um das Biosiegel zu erhalten. Die Bestrahlung dient im konventionellen Anbau dazu, die Haltbarkeit der Ware zu erhöhen. Biobauern dürfen Schädlingsbekämpfung nur auf natürliche Weise betreiben.

Mir persönlich schmeckt Bio zudem einfach deutlich besser. Das ist auch kein Wunder, wenn man bedenkt, dass die Nahrungsmittel nicht künstlich bearbeitet wurden und ihren ursprünglichen Geschmack aufweisen. Empfehlen kann ich Produkte, die das Demeter- oder Naturland-Siegel tragen, da die Anforderungen zur Erlangung der Siegel hier noch mal wesentlich höher liegen als die Anforderungen für das Bio-Siegel der EU. Einen wissenschaftlichen Beweis dafür, dass Bio tatsächlich gesünder ist, gibt es bislang zwar nicht. Allerdings gibt es wissenschaftliche Versuche, die gezeigt haben, dass bei einer konsequenten Ernährung mit Biolebensmitteln schon nach zwei Wochen Pestizide, Insektizide und Pflanzenwachstumsmittel, die sich vorher dank einer konventionellen Ernährung eingelagert hatten, aus dem Körper verschwunden sind.

Roh? Köstlich!

Ein weiterer wichtiger Aspekt meiner Ernährung ist der möglichst hohe Anteil an rohem Obst und Gemüse. Obst wird üblicherweise ohnehin roh gegessen, doch Gemüse wird vermutlich deutlich häufiger gekocht als roh gegessen, obwohl man fast alle Gemüsesorten auch ungegart verzehren kann. Warum aber sollte man überhaupt möglichst viel Rohkost auf den Speiseplan setzen, welche Vorteile bietet das?

Die Grundidee, die einer rohköstlicher Ernährung zugrunde liegt, ist simpel: Erhitzt man Lebensmittel, verlieren diese bis zu 80 % der Vitamine, Nährstoffe und Enzyme, die der Körper benötigt. Im ungekochten Zustand hingegen haben Obst und Gemüse die maximal mögliche Nährstoffladung (am meisten natürlich gleich nach der Ernte), weshalb man Rohkost auch häufig als »lebendige Nahrung« bezeichnet.

Ab einer Temperatur von ungefähr 42 °C sterben wichtige Enzyme, Vitamine und Eiweißstrukturen ab. Daher wurde eine Erwärmung auf maximal 42 °C als Obergrenze für eine rohköstliche Ernährung festgelegt. Übrigens sterben auch wir Menschen, wenn unsere Körpertemperatur 42 °C übersteigt. Zufall? Wohl eher nicht!

Ich persönlich esse vermutlich zu 80 % roh. 100 % Rohkost wäre mir zu anstrengend, gerade weil ich recht viel unterwegs bin und einfach gerne auch mal ein warmes Gericht esse. Ich versuche aber grundsätzlich, den Rohkost-Anteil in meiner Ernährung möglichst hochzuhalten. Der Rezeptteil bietet viele rohköstliche Gerichte, die superschnell zubereitet werden können. So bleibt mir mehr Zeit, die ich auf dem Rad verbringen kann.

In der Theorie scheint eine rein rohköstliche Ernährung zunächst absolut vorteilhaft für jeden zu sein, weil man auf diese Weise deutlich mehr Nährstoffe zu sich nimmt. In der Praxis haben aber durchaus viele Menschen Probleme mit einem sehr hohen Rohkostanteil, nicht jeder Magen verträgt das gleichermaßen gut, besonders wenn man abends noch Rohköstliches verzehrt. Deswegen muss jeder für sich selbst herausfinden, wie viel Rohkost für ihn richtig ist. Du solltest auf jeden Fall sanft einsteigen, und dem Körper die Chance geben, sich langsam umzustellen. Also lieber nach und nach den Rohkostanteil erhöhen, statt von heute auf morgen komplett umzusteigen.

Das Rohkost-Spektrum beschränkt sich übrigens nicht nur auf Obst und Gemüse, auch Getreide, Samen und Hülsenfrüchte kann man rohköstlich verzehren. Diese müssen dazu aber in der Regel angekeimt werden, am besten über Nacht. Das macht natürlich den spontanen Genuss von so manchem Rohkost-Gericht unmöglich. Auch bei Nüssen wird empfohlen, diese grundsätzlich vor dem Verzehr einzuweichen, da dies die Verdauung erleichtert. Nicht zum rohen Verzehr geeignet sind u. a. Kartoffeln, Bohnen und einige Pilzsorten.

In der Rohkost-Küche wird grundsätzlich viel gemixt, gekeimt, gedörrt oder fermentiert. Wer zu einem großen Teil auf Rohkost setzt, für den sollte sich die Anschaffung eines leistungsstarken Mixers (z. B. von Bianco) sehr lohnen, und auch ein Dörrgerät (z. B. von Keimling) oder eine Saftpresse dürfte dann besonders interessant sein. Gerade so ein Hochleistungsmixer erleichtert den Rohkost-Einstieg, da man sich mit seiner Hilfe viele köstliche Smoothies in unendlichen Varianten zubereiten kann.

Rohköstler berichten immer wieder, dass sie über mehr Energie verfügen, abnehmen, Allergieprobleme in den Griff bekommen oder auch besser schlafen. Solche Erfahrungen kann ich ausdrücklich bestätigen. Gerade während einer Sporteinheit hat man einen deutlich erhöhten Vitaminbedarf, und deswegen ist Rohkost hier besonders vorteilhaft.

Sauer? Ist nicht lustig!

Ein äußerst wichtiger Faktor für unsere Gesundheit und Leistungsfähigkeit ist das »Säure-Basen-Gleichgewicht«. Meine Ernährung besteht überwiegend aus basischen Lebensmitteln, die um wenige leicht säurebildende Produkte ergänzt wird.

Hinter einer dauernden Schlappheit, mangelnder Energie oder Krankheiten kann ein unausgeglichener Säure-Basen-Haushalt stecken. Unausgeglichen bedeutet in diesem Zusammenhang, dass der Körper übersäuert ist. Das Säure-Basen-Verhältnis kannst du vom PH-Wert ableiten. Besorg dir in der Apotheke Teststreifen, um herauszufinden, wie dein persönlicher Säure-Basen-Haushalt aussieht.

Liegt dein PH-Wert zwischen 7 und 14 befindest du dich im gesunden basischen (alkalischen) Bereich. Liegt der Wert unter 7, ist dein Körper übersäuert. Optimal ist ein Wert zwischen 7,35 und 7,45, also leicht alkalisch.

Das Säure-Basen-Gleichgewicht entsteht dadurch, dass in unserem Körper bestimmte Bereiche (Milieus) sauer sein müssen und andere basisch, damit alles reibungslos funktioniert. Der Körper hat seine eigenen Mechanismen wie Atmung, Kreislauf, Hormonproduktion und Verdauung. Besonders Letztere können wir durch unsere Nahrungsaufnahme in hohem Maße beeinflussen. Lebensmittel kann man danach einteilen, ob sie eine basische

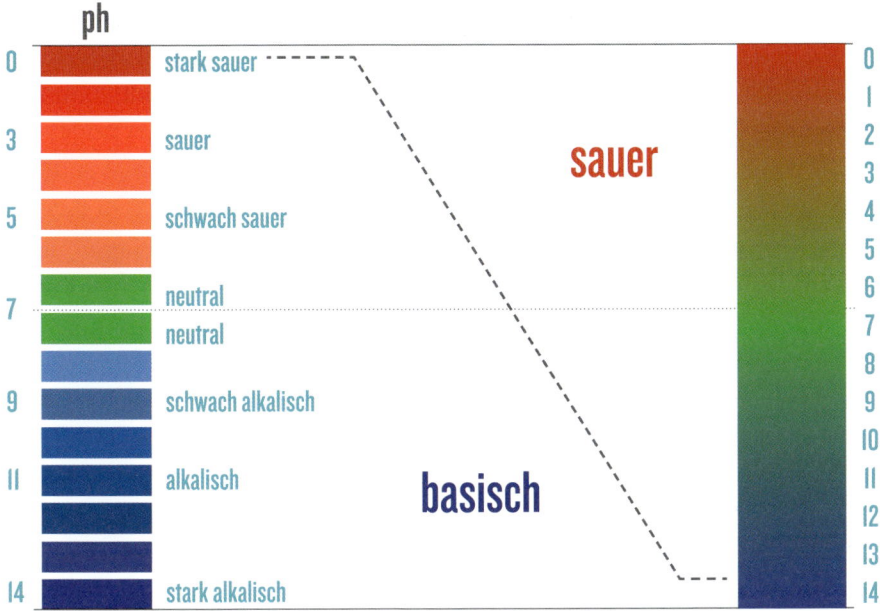

ph

0	stark sauer
3	sauer
5	schwach sauer
7	neutral
	neutral
9	schwach alkalisch
11	alkalisch
14	stark alkalisch

sauer

basisch

oder eine saure Wirkung auf unseren Körper haben. Nimmst du zu viele säurebildende Lebensmittel zu dir, so übersäuert dein Körper stetig. Das kann er irgendwann nicht mehr eigenständig ausgleichen und Beschwerden treten auf. Gegensteuern kann der Körper nur, in dem er an seine (basischen) Mineralstoff-Vorräte geht. Dazu entzieht er unseren Knochen, Zähnen, Knorpeln oder Sehnen Magnesium, Kalzium und weitere Mineralstoffe. Dauerhaft führt das zu einem chronischen Mineralstoffmangel, und dieser ist alles andere als gesund.

Einige Mineralien und Spurenelemente sind säurebildend (z. B. Schwefel, Phosphor, Chlor oder Jod) andere basisch (z. B. Natrium, Kalium, Magnesium, Eisen oder Kalzium). Unser Körper benötigt alle. Alle Mineralstoffe und Spurenelemente haben wichtige Funktionen, das Verhältnis zwischen ihnen muss allerdings stimmen. Unsere Ernährung sollte diesem Umstand Rechnung tragen.

Säuren und Schlacken, die der Körper nicht abtransportieren kann, werden im Bindegewebe, in den Gelenken, den Nieren, der Blase oder der Galle zwischengelagert. Dies kann zu zahlreichen Krankheiten führen. Von Arthrose über Gallen- oder Nierensteine bis hin zu Herzinfarkten oder Schlaganfällen, die daher rühren, dass der Organismus Schlacken in den Blutgefäßen ablagern muss, und diese verengen.

Basenbildend sind vor allem Gemüse und Salate, Kräuter und Sprossen, einige Früchte (viele sind leicht säurebildend), vollwertiges Getreide

PRAKTISCHES 4

63

und Pseudo-Getreide (Amaranth, Quinoa, Kamut, Buchweizen, Hirse etc.), Samen und viele Nüsse, manche Öle (Leinsamenöl, Kokosöl, kalt gepresstes Olivenöl etc.), viele Gewürze und einige andere Lebensmittel. Eine Tabelle mit einer vollständigen Übersicht kannst du schnell im Internet finden.

Gute säurebildende und neutrale Lebensmittel und Getränke solltest du ebenfalls unbedingt in deine Ernährung integrieren, damit kein Basen-überschuss entsteht:

Neutrale und gute säurebildenden Nahrungsmittel	
Agavennektar	Macadamianüsse
Amaranth	Mais
Chiasamen	Miso
Erbsenprotein	Reisprotein
Hanf (Öl, Saat und Protein)	Sesam
Hülsenfrüchte	Sonnenblumenkerne
Leinsamen	Tempeh
Kakaopulver in Rohkostqualität	Quinoa
Kokosnüsse	Walnüsse
Kürbiskerne	

Vermeiden solltest du schlechte Säurebildner wie:
- Fleisch und Wurstwaren
- Milchprodukte (Quark, Joghurt und alle Käsesorten)
- Eier
- Essig (Ausnahme: naturtrüber Apfelessig)
- Fertigprodukte aller Art
- Glutenhaltige Produkte
- Senf
- Sojaprodukte (wenn stark verarbeitet, insbesondere das texturierte Sojaprotein, das TVP abgekürzt wird)
- Speiseeis
- Raffinierte Zucker
- Alkohol
- Softdrinks
- Fruchtsaft aus Konzentrat

- Isotonische Fertiggetränke
- Kaffee
- Kohlensäurehaltige Getränke
- Tee (schwarzer Tee, Früchtetee, Eistee etc.)

Ungefähr drei Viertel deiner Nahrung sollte im besten Falle basisch sein, maximal ein Viertel säurebildend.

Für dich als Sportler bedeutet die Übersäuerung deines Körpers unter anderem eine schnellere Ermüdung der beanspruchten Muskulatur und eine höhere Regenerationszeit, aber auch eine verringerte Beweglichkeit, Koordinations- und Reaktionsfähigkeit. Der berühmte Muskelkater ist eine typische Übersäuerungserscheinung.

Grün? Auch in Smoothies!

Ich liebe Grüne Smoothies! Längst schon liegen die grünen Getränke auch hierzulande voll im Trend, und das aus guten Gründen. Aber was genau ist überhaupt ein Grüner Smoothie und vor allem: Was kommt da alles rein?

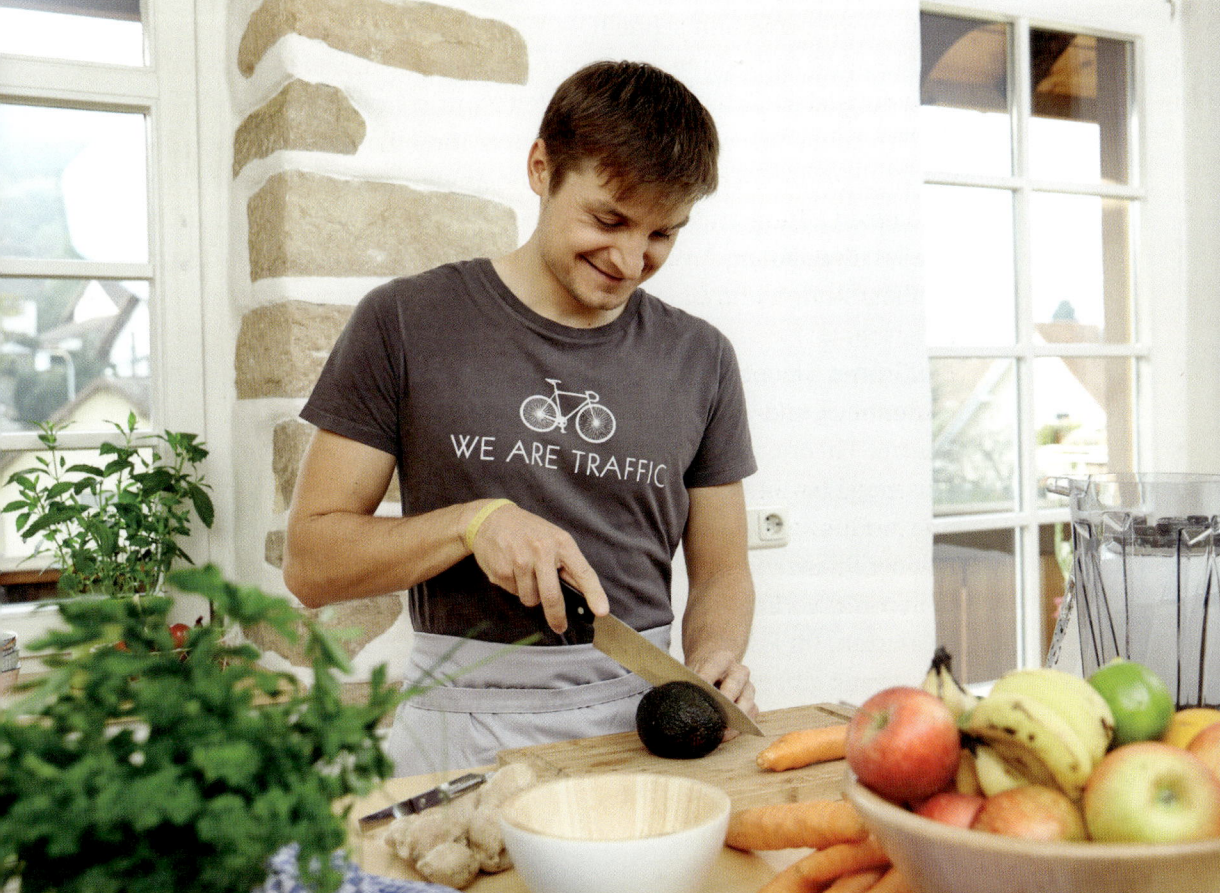

Grüne Smoothies heißen natürlich deshalb Grüne Smoothies, weil Grünzeug mit im Mixer landet (z. B. Salat, Gurke, Spinat, Grünkohl, aber auch Kräuter wie Löwenzahn, Brennnessel, Petersilie, Basilikum, Gänseblümchen oder Sauerampfer). Auch Avocados machen sich richtig gut im Grünen Smoothie. Natürlich kommen nicht nur Grünpflanzen rein, sondern auch Früchte und Wasser, und bei mir auch immer die passenden Superfoods.

Grüne Smoothies sind nicht nur, aber vor allem für Menschen interessant, die Obst oder Blattgrün nicht so gerne pur verzehren. So ein Grüner Smoothie schmeckt nämlich unheimlich lecker – gerade wegen der Kombination aus Früchten und Blattgrün – und so bekommt man jede Menge Vitamine in leicht zu trinkender, flüssiger Form geboten. 5 Stücke Obst pro Tag? Mit Grünen Smoothies echt ein Kinderspiel!

Ein weiterer Vorteil des Verwertens von grünem Blattgemüse in Grünen Smoothies ist, dass durch die hohen Umdrehungszahlen des Mixers das Grünzeug fein aufgespalten wird. Die stabilen Zellwände werden aufgebrochen und alle Nährstoffe freigesetzt. Der Mixer übernimmt quasi das ausgiebige Kauen für uns, und das sogar noch viel besser, als wir es könnten – es sei denn, wir möchten gerne minutenlang auf Salatblättern rumkauen, bis sie flüssig sind. Eher nicht, oder? Ein weiterer Vorteil: Grüne Smoothies zu machen geht verdammt schnell!

Während die Aufnahme ausreichender Mengen an Makronährstoffen recht unkompliziert sichergestellt werden kann, musst du bei den Mikronährstoffen schon ein wenig hinterher sein. Die Mikronährstoffdichte in grünem Blattgemüse ist sehr hoch und somit bieten diese Gemüsesorten eine geballte Ladung an Vitaminen, Spurenelementen, Mineralstoffen, essenziellen Fettsäuren, Aminosäuren, sekundären Pflanzenstoffen, Enzymen, Ballaststoffen und Chlorophyll. Außerdem ist grünes Blattgemüse stark basisch.

Ein Grüner Smoothie ist zeitsparend in der Zubereitung, superlecker, gut bekömmlich und voller wichtiger Nährstoffe!

Von der Theorie zur Praxis: Was kommt rein und in welchen Mengen? Die Faustregel lautet bei mir: Mindestens 50 % Grünzeug, maximal 50 % Obst, dazu Flüssigkeit. Das kann einfach Wasser sein, aber auch Kokoswasser oder Pflanzendrinks können interessante Ergänzungen darstellen. Ansonsten gilt: Variieren, was die Obst- und Gemüseschale hergibt! Es gibt kaum Grenzen. Im Prinzip kann alles an Obst in den Smoothie, und auch beim Grünzeug gibt es ein riesiges Angebot an passenden Zutaten. Besonders gut geeignet sind übrigens u. a. auch die Blätter von Karotten (also das »Karottengrün«), von Radieschen, Kohlrabi, Roter Bete oder auch von Brokkoli. Karottengrün wird zumeist schon im Laden entsorgt, obwohl das Grün mehr Nährstoffe enthält, als die Karotte selbst, zudem im Smoothie schön mild schmeckt.

Ich ergänze meine Smoothies gerne noch mit Superfoods (dazu später mehr), wie Chiasamen, Hanfsamen oder -mehl, Kokosmus oder Kokosöl, Spirulina, Macapulver, Matcha, Moringa oder rohem Kakao.

Für die Zubereitung von Grünen Smoothies brauchst du nicht zwangsläufig einen Hochleistungsmixer, aber er macht das Leben einfacher. Ein Mixer schafft es nämlich deutlich besser als z. B. ein Pürierstab, eine glatte, sämige Konsistenz zu erzeugen. Außerdem werden die Zellwände des Blattgemüses perfekt aufgespalten. Trotzdem kannst du natürlich auch erst mal mit einem günstigeren Mixer loslegen. Wenn du dann zum Fan von Grünen Smoothies wirst – wovon ich überzeugt bin – überlege dir langfristig die Anschaffung eines guten Mixers.

10 Tipps für den Smoothie-Einstieg

1. Wenn dir der Grüne Smoothie anfänglich zu gesund oder zu bitter schmeckt, fang mit wenig Grünzeug an und steigere den Anteil einfach nach und nach.

2. Mach dir ruhig mal einen ganzen Liter und staune, wie wunderbar du damit bis zum Mittagessen über die Runden kommst.

3. Langsam trinken, denn ein Grüner Smoothie ist eine vollwertige Mahlzeit, die trotz ihrer flüssigen Form im Mund eingespeichelt werden sollte.

4. Achte auf Frische! Nur frisches Gemüse und Obst enthält das Maximum an Nährstoffen.

5. Ebenfalls perfekt für die Cremigkeit sind Avocados, mein absoluter Favorit in Grünen Smoothies.

6. Variiere! Du wirst erstaunt sein, wie lecker z. B. Möhrengrün oder Löwenzahn in Grünen Smoothies schmeckt.

7. Richtig aufbewahren! Wenn du auf Vorrat mixen willst oder den Smoothie nicht ganz schaffst, kannst du ihn für max. zwei bis drei Tage in einem geschlossenen Gefäß (z. B. Glas mit Schraubdeckel) im Kühlschrank aufbewahren. Frisch ist aber immer besser!

8. Gefrorenes Obst macht den Smoothie noch cremiger.

9. Wenn der regelmäßige Einkauf von frischem Blattgemüse ein Problem darstellt, bevorrate dich mit trockenen Pulvervarianten, die es z. B. vom Hersteller Govinda gibt.

10. Zu überlegen ist generell die Anschaffung eines Wasserfiltersystems (z. B. von Leogant) für zu Hause, um noch weniger Schadstoffe zu sich zu nehmen.

Soja und Gluten? Die Dosis macht das Gift

Meine Ernährung beinhaltet kaum Gluten oder Soja. Ich leide allerdings nicht, wie ca. 1 % der Deutschen, unter einer Gluten-Unverträglichkeit, auch Zöliakie genannt. Diese autoimmun entzündliche Darmerkrankung äußert sich in Symptomen wie Verdauungsbeschwerden, Bauchschmerzen, Blähungen, Durchfall, Müdigkeit, Konzentrationsschwierigkeiten, Kopfschmerzen oder auch Übergewicht oder Hauterkrankungen.

Ich habe meinen Konsum von glutenhaltigen Nahrungsmitteln stark reduziert, insbesondere den Weizenanteil, da glutenhaltige Nahrungsmittel den Stoffwechsel verlangsamen. Dies geht auf Kosten der Regenerationszeit. Außerdem verlangsamt Gluten die Regulierung des Säure-Basen-Haushaltes und die Heilung von Entzündungen. Ich habe für mich die Vorzüge von Pseudo-Getreidesorten wie Quinoa, Amaranth und Buchweizen entdeckt. Diese sind rein biologisch nicht als Getreide einzuordnen, können jedoch ähnlich verwendet werden – daher der Begriff »Pseudo-Getreide«. Betrachtet man die Nährwerte und damit auch die biologische Wertigkeit dieser Lebensmittel im Vergleich zu denen von Weizen, so ist Weizen klar im Nachteil. Statt zu stark glutenhaltigen Seitanprodukten greife ich zu Lupinenprodukten. Gluten ist ein Gemisch aus verschiedenen Proteinen, das im Samen einiger Getreidearten vorkommt. In Verbindung mit Wasser bildet Gluten ein sogenanntes Klebereiweiß. Dieses heftet sich an unsere Darmwand und erschwert die Verdauung. Noch vor 50 Jahren lag der Glutenanteil im Weizen bei 5 %. Heute sind es 50 %. William Davis beschreibt in seinem Bestseller »Die Weizen-Wampe«, dass sich seit Mitte des 20. Jahrhunderts der Weizen genetisch verändert hat. Dadurch sind unter anderem neue Glutenproteine entstanden, die das menschliche Verdauungssystem noch nicht adaptiert hat. Die gängigsten Produkte, die Gluten enthalten, sind: alle Produkte, die Weizen, Roggen, Gerste, Hafer, Dinkel, Grünkern, Urkorn, Kamut oder Emmer enthalten, Hartweizengrieß, Weichweizengrieß, alle handelsüblichen Teig- und Backwaren, wie zum Beispiel Nudeln, Brot, Gebäck und Kuchen, Müsli und alle Produkte mit Getreidezusätzen, Malzbier und Bier.

Auch Soja spielt keine große Rolle in meiner Ernährung, auch wenn es durchaus gute Gründe für den Konsum von Tofu, Sojamilch und Co. gibt: Soja-Lebensmittel haben einen hohen Nährwertgehalt, gerade was Ballaststoffe, Magnesium, Zink, B-Vitamine und Kalzium angeht. Zudem enthält Soja alle essenziellen Aminosäuren und ist eine gute Proteinquelle. Außerdem sollen Sojaprodukte den LDL-Cholesterin-Spiegel senken und somit vor Herzinfarkten und Schlaganfällen schützen. Aus der Sojabohne können auch zahlreiche Alternativprodukte für Vegetarier und Veganer hergestellt werden, von Tofu über Tempeh bis hin zu klassischen Fake-Produkten, die Fleisch imitieren (Soja-Schnitzel & Co).

Aber es gibt auch kritische Stimmen zum Sojakonsum. Ein hoher Konsum soll die Fruchtbarkeit bei Männern senken, bei Frauen die Eierstock-Funktion beinträchtigen oder die Aufnahme bestimmter Mikronährstoffe hemmen. Menschen, die Probleme mit der Schilddrüse haben, sollten den Konsum von Sojaprodukten ebenfalls stark einschränken, da Soja die Aufnahme von L-Thyroxin hemmt. Ganz unbestritten ist, dass Soja Allergien auslösen kann. In einem Punkt sind sich alle Kritiker einig: Soja kann bei übermäßigem Konsum negative gesundheitliche Folgen haben. Was genau »übermäßig« bedeutet, wird in der Regel nicht definiert. Dass ein übermäßiger Konsum schädigend sein kann, dürfte jedoch für viele Lebensmittel gelten. Ich persönlich verzichte weitgehend auf Sojaprodukte, denke aber, dass ein Konsum in Maßen kein Problem darstellen sollte. Alternativen zu Soja gibt es reichlich, sowohl bei Pflanzendrinks (z. B. Hafer-, Reis- oder Mandeldrinks) als auch bei Fleisch-Ersatz (z. B. Lupinenprodukte).

Start? Jetzt!

Fang einfach an! Probier alles aus, arbeite dich Schritt für Schritt voran und das Wichtigste: Hab Spaß!. Gehe alles ganz entspannt an! Ich habe dir mein Grundkonzept auf den vergangenen Seiten aufgezeigt, es liegt nun an dir, wie intensiv du es anwenden möchtest. Vielleicht fängst du einfach an, und schaust, was passiert. Ärgere dich nicht, wenn du mal inkonsequent bist. Ich habe auch kein schlechtes Gewissen, wenn ich mal etwas esse, was vielleicht nicht supergesund ist, oder wenn ich ein Glas Bier nach einem Rennen trinke. Mein Ernährungskonzept soll in erster Linie dazu anregen, den Anfang zu wagen, neue Dinge kennenzulernen und ein neues Körpergefühl zu entwickeln.

Keine Angst vor den Rezepten! Ein für mich ganz zentraler Aspekt ist die möglichst kurze Zubereitungszeit. Alles geht schnell und unkompliziert. Die gängigsten Geräte, die ich nutze, sind mein Hochleistungsmixer und eine Keimschüssel von Keimling. Wenn du auf Trockenobst und Rohkostbrot stehst, solltest du dir die Anschaffung eines Dörrgerätes überlegen. Ich nutze den Excalibur, aber hier gibt es viele kleine und große Alternativgeräte. Für Trainings- und Renntage, aber auch für lange berufliche Touren, bereite ich mir gerne meine Verpflegung zu Hause vor und nehme sie mit, z. B. Energiekugeln, Gele oder Chiapudding.

Superfoods – Nährstoffbomben für deinen Körper

Eine ganz wichtige Säule meines persönlichen Ernährungskonzeptes möchte ich noch etwas ausführlicher beleuchten: sogenannte »Superfoods«.

Als Superfoods werden solche Lebensmittel bezeichnet, die eine besonders hohe Dichte an Vitaminen, Mineralien, Antioxidantien, essenziellen Aminosäuren, Enzymen und weiteren Nährstoffen aufweisen und dazu schadstoffarm sind. Sie sollen dadurch einen besonders positiven Einfluss auf unsere Gesundheit haben, unser Wohlbefinden steigern und Krankheiten vorbeugen oder sogar heilen können.

Superfoods sind keine neuartigen Nahrungsmittel, sondern in anderen Kulturen oft schon Tausende von Jahren bekannt. Schon die alte chinesische Medizin kannte Gojibeeren und die Azteken erkannten die Wirkung von Chiasamen. Aber man muss nicht um die halbe Welt reisen, um Superfoods zu finden. Omas Garten ist voll davon: Rote Beete, Kohl, Spinat, Löwenzahn und verschiedene Beerensorten sind nur ein paar wenige Beispiele für Superfoods, die du direkt vor deiner Haustür findest.

Oft sind Superfoods sehr robuste Pflanzen, die sowohl in der Wüste als auch in kalter Umgebung wachsen. Die Nährstoffdichte ist bei Superfoods besonders hoch. Außerdem ist die biologische Wertigkeit der enthaltenden Proteine ebenfalls extrem hoch, sodass der Körper diese Nahrungsmittel besonders gut verwerten kann. Meine Rechnung ist ganz einfach:

Ich esse möglichst viele Lebensmittel, die über eine hohe Nährstoffdichte verfügen, und möglichst wenig mit geringer Nährstoffdichte. Hohe Nährstoffdichte heißt ja auch, dass man schneller satt ist. Nur wenn du deinem Körper »gutes Essen« mit allen notwendigen Nährstoffen zuführst, kann er funktionieren, gesund bleiben und dir die benötigte Energie zur Verfügung stellen – nicht nur, aber besonders eben beim Sport.

Superfoods lassen sich einfach in den Speiseplan integrieren. Viele kommen ganz praktisch in Pulverform daher; Du kannst sie ähnlich wie Gewürze benutzen und kombinieren, um deine Mahlzeiten zu verfeinern und ergänzen. Viele Superfoods ähneln einander in ihrer Nährstoffzusammensetzung, du musst dich also nicht jeden Tag durch deinen kompletten Superfoods-Vorrat futtern – viel hilft nicht immer viel, zumal dein Körper einen Überfluss an Nährstoffen sowieso wieder ausscheidet. »Würze« zum Beispiel dein Müsli mit Gojibeeren ergänze deinen Smoothie mit Lupinenmehl, gib etwas Kokosmilch zu deiner Kürbissuppe. Du kannst deiner Fantasie hier freien

Lauf lassen und ruhig etwas experimentieren. Gib deinem Körper aber Zeit, sich umzustellen und erwarte nicht schon nach zwei Tagen erste Erfolge. Übrigens: Eventuell aufgedruckte empfohlene Höchstverzehrmengen auf den Verpackungen sind lediglich als Empfehlungen anzusehen, lass dich davon nicht beirren. Ich hatte jedenfalls noch keinerlei Überdosis Superfoods.

Im Folgenden findest Du ein paar ausgewählte Superfoods, die ich häufig verwende. Die Liste ist bei Weitem nicht abschließend, gibt dir aber eine erste Orientierung darüber, wie Superfoods deine Ernährung unterstützen können und welche gesundheitlichen Vorteile sie haben. Die Liste habe ich einfach alphabetisch geordnet, um nicht zu werten, da jedes aufgelistete Superfood seine Berechtigung und seine speziellen Vorteile hat. Du musst natürlich nicht sofort alle hier Aufgeführten kaufen. Schau einfach, was dich am meisten anspricht und probiere dich ein wenig durch. Einige Superfoods sind nicht unbedingt preisgünstig, dafür sie sind aber sehr ergiebig, sodass du auch länger etwas davon hast. Mit der Zeit wirst du selbst herausfinden, was deine persönlichen Superfoods sind.

Amaranth

Der Name Amaranth kommt aus dem Griechischen und bedeutet so viel wie »unsterblich« oder »nicht welkend«. Amaranth war schon vor 3.000 Jahren bei den Inka und Azteken ein Grundnahrungsmittel. Es gehört botanisch zu den Fuchsschwanzgewächsen und ist eine absolut robuste Pflanze, deren Amaranthsamen noch kleiner als Senfkörner sind. Die glutenfreien Amaranthsamen sind ein sogenanntes »Pseudo-Getreide«, da sie ähnlich wie echtes Getreide verwendet werden können, allerdings einer andern Pflanzenfamilie zugeordnet sind.

Für Sportler interessant ist die leichte Verwertbarkeit der in Amaranth enthaltenen Kohlenhydrate, die lang anhaltende Energie liefern. Amaranth hat außerdem einen sehr hohen Ballaststoffgehalt, der für eine bessere Darmgesundheit und ein gutes Sättigungsgefühl sorgt. Amaranth enthält 9 % Fett, davon 70 % ungesättigte Fettsäuren, inklusive Omega-3- und Omega-6-Fettsäuren. Das Pseudo-Getreide enthält alle essenziellen Aminosäuren und hat einen Proteingehalt von 15-18 % – das erreicht kein herkömmliches Getreide! Nicht aber alleine die Menge an Eiweiß ist interessant, sondern auch die Qualität: Das in Amaranth enthaltene Eiweiß hat eine hohe biologische Wertigkeit, sodass es hervorragend in Körperprotein umgewandelt werden kann. Ein wichtiger Schlüssel für die hohe biologische Wertigkeit ist die in Amaranth enthaltene Aminosäure Lysin, welche die Eiweiß-Verwertung unterstützt. Amaranth enthält außerdem jede Menge Eisen, Kalzium und Magnesium.

Ich nutze das süß-nussig schmeckende Amaranth vor allem in der gepoppten Variante in süßeren Speisen, aber auch als Gemüsebeilage oder für Salate.

Aroniabeeren und Acaibeeren

Ursprünglich kommt die Aroniabeere aus der amerikanisch-kanadischen Grenzgegend, wo sie auf den unterschiedlichsten Böden wächst. Die Ureinwohner Amerikas nutzten die Aroniabeere als Winterproviant. Ein russischer Botaniker brachte die Aroniabeere im 19. Jahrhundert mit in seine Heimat und züchtete dort eine frostresistente Sorte. Mittlerweile ist die Aroniabeere auch in Deutschland beheimatet, wo man sie in vielen Gärten finden kann.

Die Beeren sind erbsengroß und erinnern zumindest optisch sehr stark an Blaubeeren, schmecken tun sie allerdings etwas herber. Die Beeren sind bekannt für ihren hohen Gehalt an Flavonoid, Folsäure, Vitamin-K und Vitamin C. Daneben haben sie einen hohen Anteil an sekundären Pflanzenstoffen und Antioxidantien, die den freien Radikalen im Körper entgegenwirken. Aroniabeeren kommen bei mir frisch in Smoothies und aufs Müsli.

Acaibeeren kommen aus Südamerika und sind die Frucht der Kohlpalme. In ihrer Heimat wird die Beere als tägliches Nahrungsmittel verwendet, in einigen Gebieten gilt sie sogar als Grundnahrungsmittel. Außerhalb Südamerikas findet man kaum frische Acaibeeren. Sie schmecken fettig, erdig und nussig und sind für europäische Geschmacksnerven gewöhnungsbedürftig.

Die Beere ist reich an Antioxidantien und weist einen sehr hohen Kalziumgehalt auf. Daneben bestehen über 40 % der Acaibeere aus Ballaststoffen. Die Vitamine B_1, B_2, B_3 und B_6 sind ebenfalls enthalten. Du solltest Acaibeeren in irgendeiner Form deshalb immer in Smoothies oder Säfte mischen.

Baobab

Der Baobab-Baum, auch Affenbrotbaum genannt, wächst in Afrika und gilt dort als Quelle der Gesundheit und des Wohlbefindens. Baobab-Pulver wird auf dem Kontinent seit Jahrtausenden für die Zubereitung von Speisen und Getränken sowie für die Herstellung kosmetischer Produkte genutzt. Die Bäume können einen Durchmesser von bis zu 12 Metern erreichen und bis zu 3.000 Jahre alt werden. Der Affenbrotbaum wird fast komplett verwertet, von der Wurzel bis zur Frucht. Das bei uns erhältliche glutenfreie Babobab-Pulver wird aus den rohen Früchten gewonnen, was bedeutet, dass das Pulver immer Rohkostqualität aufweist.

Baoab kurbelt den Energiestoffwechsel an, unterstützt die Darmflora, regt das Immunsystem an und schützt durch seinen hohen Gehalt an Antioxidantien vor krankheitsauslösenden Zellschäden. Baobab ist reich an Ballaststoffen, enthält außerdem viele wichtige Vitamine und Mineralien, dazu Omega-3-, Omega-6 und Omega-9-Fettsäuren.

Für Sportler besonders interessant ist, dass Baobab durch seinen hohen Vitamin C- und B_6-Gehalt als richtig guter Energiebooster funktioniert. Deshalb wird das Pulver auch gerne Energiedrinks oder -riegeln zugesetzt. Zu kaufen gibt es Baobab als Pulver, in Kapsel-Form, als Presslinge und als Öl. Zudem gibt es immer mehr Kosmetikprodukte auf dem Markt, die mit Baobab hergestellt werden. Das leicht süßliche Pulver kannst du in Smoothies, Shakes, Säften oder in Riegeln und Energiebällchen verwenden. Bei mir kommt Baobab vor und während größerer Belastungen zum Einsatz.

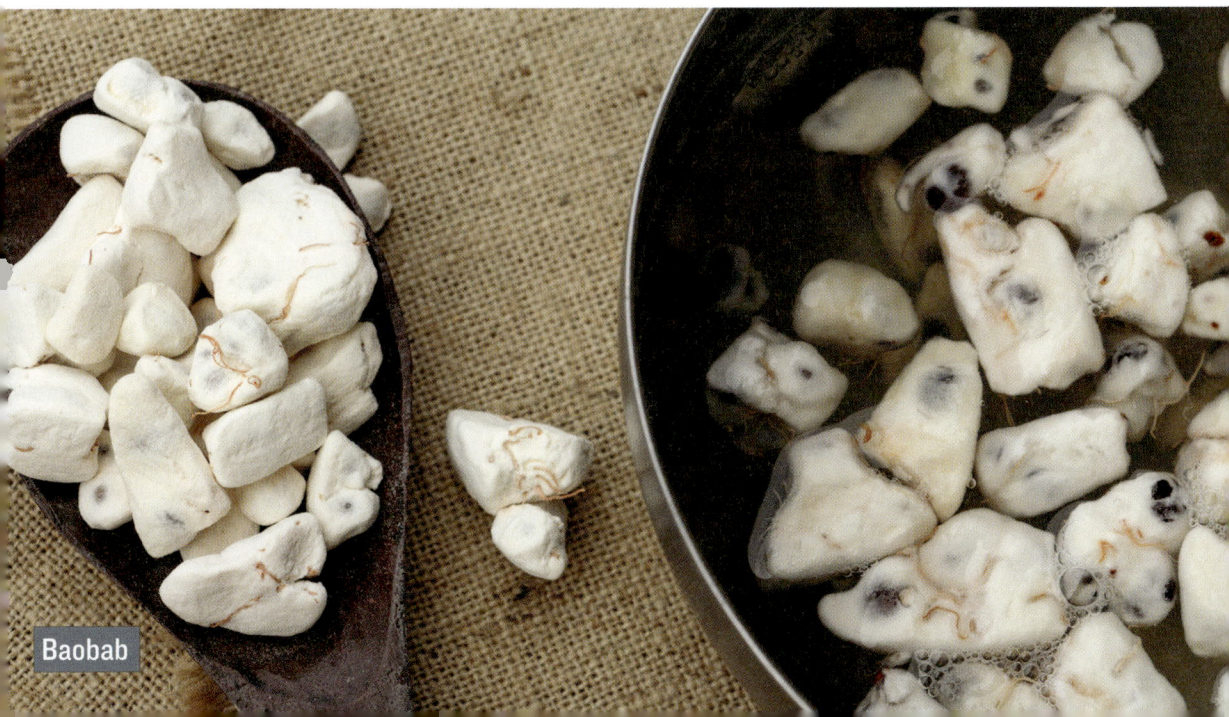

Baobab

Chiasamen

Chiasamen sind die geschmacksneutralen Samen einer Salbeipflanze, die aus Mexiko und Guatemala stammt. Schon die Azteken und Maya nutzten sie, um Kraft und Ausdauer ihrer Boten, Athleten und Soldaten zu steigern. Das Traditionsgetränk »Iskiate«der Tarahumara, die im Norden Mexikos leben, besteht aus in Frucht- oder Gemüsesäften eingerührten Chiasamen, die man vor dem Trinken für etwa 10 Minuten quellen lässt.

Chiasamen sind wahre Nährstoffbomben, die lang anhaltende Energie liefern: Sie haben ein hervorragendes Verhältnis von Omega 3- zu Omega-6-Fettsäuren, beinhalten komplexe langkettige Kohlenhydrate, haben einen hohen Protein- und Antioxidantiengehalt, außerdem enthalten sie reichlich Mikronährstoffe wie Eisen und Kalzium (5 × so viel wie Milch). Sie wirken sich durch ihren hohen Ballaststoffgehalt positiv auf die Verdauung und den Insulinspiegel aus. Aufgrund der Langkettigkeit der Kohlenhydrate steigt der Blutzuckerspiegel nicht so schnell an und die Energie wird langsam freigesetzt. Zudem sind die Samen glutenfrei und wirken basisch.

Chiasamen kannst du super vor und während der Belastung einsetzen. Sie vermitteln ein gutes Sättigungsgefühl. Für die Verwendung beim Sport solltest du die Samen über Nacht in Wasser quellen lassen und dir das entstandene Gel dann in dein Getränk mixen oder direkt als Sportgel weiterverarbeiten. Chiasamen unaufgequollen in die Sportnahrung zu mixen führt dazu, dass die kleinen Samen dem Körper Wasser entziehen, da sie nach dem Verzehr im Magen aufquellen. Die Samen sind der perfekte Begleiter gerade auch auf mehrtägigen Touren, denn sie sind leicht zu transportieren und völlig unkompliziert und blitzschnell zu verwenden, nicht nur, wenn ein Energietief droht. Ich setze Chiasamen sehr vielfältig ein: In Getränken und Gelen für Training und Wettkampf, in meinen Smoothies und in Energiekugeln oder -riegeln. Außerdem rühre ich schnelle Chiapuddings an, die sich hervorragend als Frühstück eignen. Du kannst Chiasamen aber auch über Salate und Müslis geben, sie können, ähnlich wie Leinsamen, als Bindemittel für Kuchen und Kekse genutzt werden, oder fungieren gemahlen sogar als Mehl.

Chlorella und Spirulina

Die Algenarten Chlorella und Spirulina existieren schon seit der Urzeit, sind also mehrere Milliarden Jahre alt. Sie gehören zu den Süßwassermikroalgen und binden Gifte, wie zum Beispiel Schwermetalle. Das können sie nicht nur im Wasser, sondern auch in deinem Körper tun. Aufgrund dieser Eigenschaft nennt man sie *Cheatbildner*. Aus den Metallen bilden sie für den Darm leicht ausscheidbare Komplexe. Die Kraft von Chlorella wird hierbei als stärker eingeschätzt als die von Spirulina. Beide Algenarten enthalten einen hohen Anteil Chlorophyll und sind reich an Vitaminen, Mineralien, Aminosäuren sowie Fettsäuren und unterstützen damit im Körper hervorragend Heil- und Regenerationsprozesse aller Art.

Achte beim Kauf unbedingt auf gute Qualität! Algen, die aus belasteten Gewässern stammen, könnten durch ihre Bindungsfähigkeit bereits vorbelastet sein, sodass sie deinem Körper mehr schaden als nutzen würden. Kaufe deshalb nur Algen, bei denen der Hersteller die Reinheit und optimale Qualität garantiert (z. B. von PureRaw). Du kannst die Algen als Pulver in deinen grünen Smoothie mixen oder auch in Tablettenform zu dir nehmen.

Erdmandeln

Erdmandeln, die man auch Tigernüsse oder Chufas nennt, gehören zur Gattung der Zypergräser und nicht, wie man vermuten könnte, zu Mandeln oder Nüssen. Die Erdmandeln wurden bereits im alten Ägypten als Nahrungspflanzen angebaut, sind glutenfrei und haben einen leicht süßen, nussigen, mandelartigen Geschmack. Heute werden die Knollen vor allem in Spanien, Ostindien und Brasilien kultiviert. In Spanien bekommt man an jeder Ecke die Erdmandelmilch »Horchata«.

Erdmandeln haben einen extrem hohen Ballaststoffgehalt (26 %). Dieser unterstützt uns bei der Verdauung und hilft, Stoffwechselgifte auszuscheiden. Zudem enthalten Erdmandeln leicht verdauliches pflanzliches Eiweiß, viele Mineralstoffe, ungesättigte Fettsäuren und Vitamin E. Außerdem Enzyme, Phytohormone, Biotin, und Rutin. Rutin schützt Blutgefäße, Gewebe, Organe und Zellen vor den Freien Radikalen. Erdmandeln oder auch Erdmandelmehl spenden schnelle Energie und helfen bei der Regeneration, weshalb sie für Sportler besonders interessant sind.

Erdmandeln gibt es in verschiedenen Verzehrformen: Geröstet zum Knabbern, als Öl, als Mehl oder als Gemüse. Ich nutze in erster Linie Erdmandelmehl, das ich nach dem Sport in Smoothies gebe.

Gojibeeren

Gojibeeren kommen schon seit über 6.000 Jahren in der traditionellen chinesischen Medizin (TCM) zum Einsatz. Angesichts der enthaltenen Nährstoffe auch kein Wunder, denn Gojibeeren gelten als eines der besten Lebensmittel der Welt. Sie enthalten alle essenziellen Aminosäuren, jede Menge Vitamin C und E, viel Vitamin B, Eisen und 21 wichtige Spurenelemente. 50 g Gojibeeren reichen aus, um den Tagesbedarf an Eisen zu decken. Darüber hinaus finden sich Nährstoffe in der Gojibeere, die im europäischen Raum nur noch selten vorkommen. Die Gojibeere wird wegen ihrer Vielzahl an Inhaltsstoffe auch als »Königin der Superfoods« bezeichnet. Die Liste der gesundheitlichen Vorteile ist immens. Bei Sportlern besonders beliebt sind Gojibeeren, da die enthaltenen Polysaccharide die Leistungsfähigkeit der Muskulatur erhöhen und gleichzeitig Stoffwechselabfälle wie Milchsäure entsorgen. Außerdem sollen sie für eine bessere Stressresistenz sorgen. Du kannst Gojibeeren pur knabbern oder deine Müsli und Riegel damit verfeinern.

Hanfsamen und Hanföl

Aus ernährungsphysiologischer Sicht zählt man Hanfsamen zu den hochwertigsten Ölfrüchten. Hanföl und Hanfsamen werden seit Jahrtausenden in der menschlichen Ernährung eingesetzt, doch erst seit der Mitte der 1990er Jahre rückt der Nutzhanf als nachwachsender Rohstoff wieder in den Fokus der Ernährungswissenschaft. Aus botanischer Sicht sind Hanfsamen Nüsse, die von einer dünnen glasigen Fruchtschale umgeben sind. Dies spiegelt sich auch in dem nussigen Geschmack wieder. Kaufen kann man Hanfsamen in ungeschälter und in geschälter Form. Daneben findet man Hanföl und Hanfproteinpulver. Hanföl besteht zu 90 % aus mehrfach ungesättigten Fettsäuren, die für unseren Körper lebenswichtig sind. Mit 50-70 % verfügt Hanföl über einen sehr hohen Anteil der essenziellen Fettsäure Linolsäure. Auch der Anteil der Omega-3-Fettsäure Alpha-Linolsäure ist mit 15-25 % sehr hoch und kommt nur sehr selten in solchen Mengen in Nahrungsmitteln vor. Das Verhältnis von Omega 3- zu Omega 6-Fettsäuren liegt bei 1:3 und ist somit optimal.

Hanfsamen bestehen zu 20-25 % aus Protein. Zudem enthalten Hanfsamen alle essenziellen Aminosäuren in einem perfekten Verhältnis, und sie sind voller verzweigtkettiger Aminosäuren (BCAA), die in hohem Maße den Muskelaufbau oder die Muskelreparatur unterstützen. Die Zusammensetzung des Proteins aus Hanfsamen ähnelt unserer körpereigenen Zusammensetzung so sehr, dass es von uns leicht verwertet werden kann. Hanfprotein besteht zu etwa 65 % aus dem Globulin Edestin, das sogar leichter verdaulich ist als Sojaprotein.

Hanfsamen liefern aber nicht nur essenzielle Fettsäuren und Protein, sondern zusätzlich eine Menge an Mikronährstoffen, die den Proteinstoffwechsel ankurbeln. Darüber hinaus sind Hanfsamen basenbildend.

Verwenden kann man Hanfsamen sehr vielfältig: Als Zutat in Riegeln und Energiebällchen, als Zugabe im Müsli oder im Salat, natürlich auch als Zutat im Smoothie oder Proteinshake. Ich persönlich nutze Hanfsamen nach der Belastungseinheit in sämtlichen Formen.

Kakao

Ein Superfood-Klassiker ist Kakao. In der rohen Version, also der Bohne bzw. als rohköstliches Kakaopulver oder Kakaonibs, ist er die ursprünglichste und unbedenklichste Form der Schokolade. Kakao ist Spitzenreiter in Sachen Antioxidantien. Er enthält mehr antioxidative Flavonoide als alle bisher getesteten Lebensmittel, einschließlich Blaubeeren, Rotwein oder grünem Tee. Roher Kakao enthält 621 Antioxidantien (handelsübliche Blaubeeren: 32). Auch für Magnesium ist er eine der besten pflanzlichen Quellen. Darüber hinaus enthält Kakao viel Eisen und Kalzium und bewirkt die Ausschüttung von Serotonin.

Kakaonibs sind gehackte Kakaobohnen, die ich sehr gerne in mein Müsli gebe und in Energiebällchen und Riegeln verarbeite.

Kokosnuss

Die Kokosnuss ist das Symbol der Tropen und sehr vielseitig einsetzbar und verwendbar. Im Inneren der Kokosnuss befindet sich Kokoswasser, ein sehr nährstoff- und mineralreicher Saft. Durch die harte Schale wird das Wasser geschützt und ist somit steril. In manchen Teilen der Erde ist Kokoswasser das einzig zur Verfügung stehende Trinkwasser und somit eine lebensrettende Flüssigkeit. Auf den pazifischen Inseln sind Kokoswasser und Kokosgelee (zartes Kokosfleisch) die erste Nahrung, die ein Kind nach dem Abstillen erhält.

Die Zusammensetzung von Kokoswasser ist dem menschlichen Blutplasma sehr ähnlich und weist alle notwendigen Stoffe für das Wachstum und die Entwicklung auf. In einigen Kriegen wurde Kokoswasser verwundeten Soldaten als Blutplasmaersatz intravenös injiziert. Das war nur möglich, weil Kokoswasser wegen seiner Sterilität die Blutkörperchen nicht beschädigt oder allergische Reaktionen auslöst.

Das kalorienarme Kokoswasser beinhaltet vor allem B-Vitamine, Mineralstoffe und Spurenelemente, organische Säuren, Enzyme, sekundäre Pflanzenstoffe und Aminosäuren. Das leicht süßlich schmeckende Wasser verfügt über Cytokinin, ein leistungsfähiges Pflanzenhormon, welches das Zellwachstum und die Alterung reguliert. Alle Mineralstoffe liegen in Form von Elektrolyten vor und sind so für den menschlichen Körper leicht resorbierbar.

Kokoswasser kannst du somit als elektrolythaltiges Getränk während deiner Sporteinheiten nutzen, aber auch davor und danach kannst du es wunderbar in deine Smoothies geben, da es aufgrund seiner Nährstoffeigenschaften umfassend einsetzbar ist und dir neue Energie liefert.

Neben Kokoswasser verwende ich auch Kokosmilch, vor allem in Suppen. Kokosmilch hat einen hohen Anteil an mittelkettigen Fettsäuren, die sich im Gegensatz zu anderen Fetten nur selten im Fettgewebe einlagern, also nicht direkt auf der Hüfte landen. Das Kokosöl in der Kokosmilch besteht zu etwa 50-55 % aus Laurinsäure. Laurinsäure hat antibakterielle Wirkung und schützt deine Zellwände vor Krankheitserregern. Kokosmilch kannst du, ähnlich wie Kohlenhydrate, als schnelle Energielieferanten nutzen.

Das wertvolle Kokosöl nutze ich zum Anbraten von Gemüse und Lupinenprodukten. Daneben ist Kokosöl aber auch ein sehr gutes kosmetisches Pflegemittel, da es viel Feuchtigkeit spendet und entzündungshemmend wirkt.

Kokosblütenzucker ist wegen seines niedrigen glykämischen Index und seinem Reichtum an Antioxidantien eine tolle Alternative zu industriell hergestelltem weißen Zucker.

Achte bei der Wahl der Kokosprodukte unbedingt auf gute Qualität, denn es gibt hier geschmacklich große Unterschiede. Ich persönlich verwende die Produkte von Dr. Goerg, da sie mich geschmacklich und aus Nachhaltigkeitsgesichtspunkten am meisten überzeugen.

Lucuma

Lucuma ist eine goldgelbe Frucht, die in Peru, Ecuador und Chile wächst. Sie wird in den Bergen auf einer Höhe von 1.000-2.400 Metern angebaut und weist ein umfangreiches Nährstoffspektrum auf. Lucuma hat einen süßlichen Geschmack und wird traditionell zum Süßen und Andicken von Süßspeisen und Desserts verwendet. In Europa ist es schwierig, eine frische

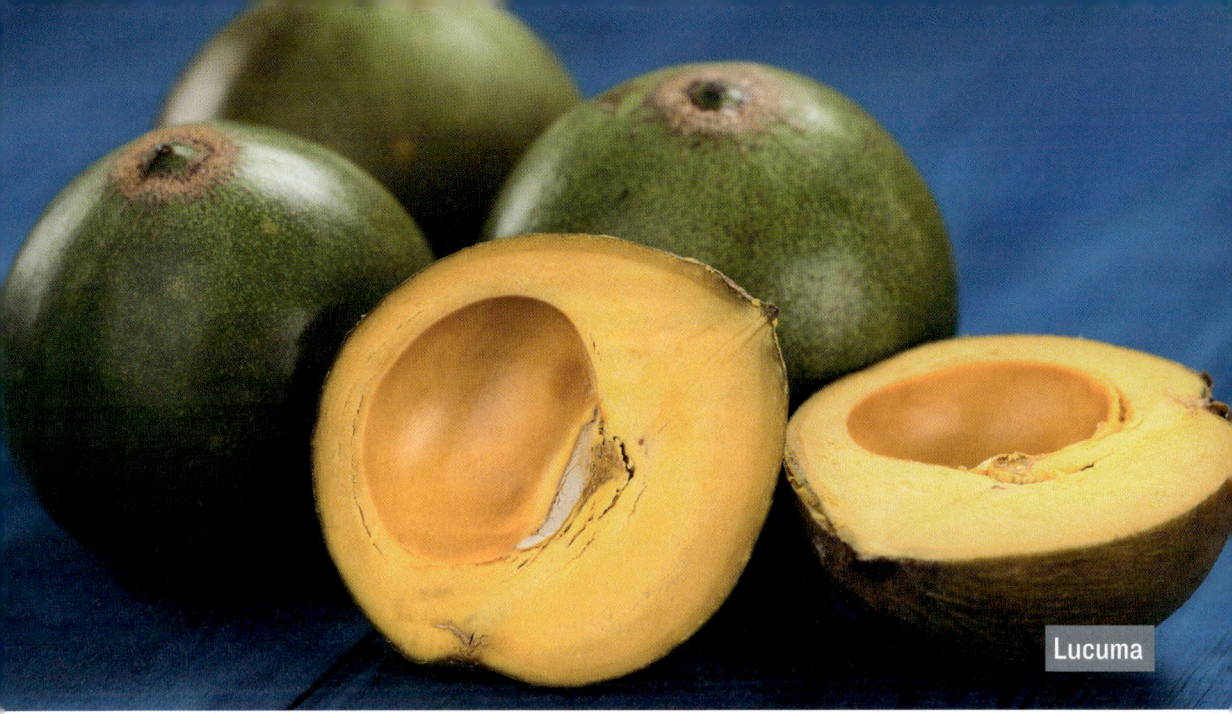
Lucuma

Lucuma-Frucht zu finden, deshalb wird sie häufig in gut verarbeiteter und nährstoffhaltiger Pulverform angeboten.

Lucuma hat einen niedrigen glykämischen Index und beugt damit Schwankungen im Blutzuckerspiegel vor. Die Frucht verfügt über eine Vielzahl an Mineralstoffen und enthält eine hohe Menge Niacin, das dabei hilft, den Cholesterinspiegel zu regulieren. Darüber hinaus enthält Lucuma einen hohen Anteil an B-Vitaminen, Kohlenhydraten und Ballaststoffen und ist reich an dem starken Antioxidans Beta-Carotin, welches freie Radikale im Körper bekämpft.

Ich verwende Lucuma als Zuckerersatz in Chiapuddings oder Smoothies, da es auch zu einer tollen, cremigen Konsistenz verhilft.

Lupinen

Lupinen-Produkte werden aus den Samen der Süßlupine hergestellt, die botanisch mit der Bohne verwandt ist. Ein großer Vorteil der Süßlupine ist, dass sie in heimischen Gefilden wächst. Der größte Produzent in Deutschland, purvegan, erntet Süßlupinen im Umkreis von 20 Kilometern rund um seine Produktionsstätte in Rheinland-Pfalz. Das macht die Produkte zudem auch noch sehr nachhaltig. Lupinenprodukte sind in erster Linie klassische Fleischersatzprodukte, so gibt es Lupinenschnitzel, -burger, -geschnetzeltes, -gyros, -würstchen und -aufstriche.

Lupine gehört ebenfalls zu jener geringen Anzahl an Pflanzen, die alle essenziellen Aminosäuren enthalten. Lupine ist eine hervorragende Eiweißquelle mit sehr hoher biologischer Wertigkeit. Sie enthält 18 % Protein (Lupinenmehl sogar bis zu 40 %), gleichzeitig aber nur jeweils gut 3 % Kohlenhydrate und Fette. Erwähnenswert ist, dass das Eiweiß in der Lupinenpflanze basisch ist. Außerdem enthält Lupine das besonders leicht resorbierbare zweiwertige Eisen, das rasch vom Körper aufgenommen wird. Lupine ist reich an Antioxidantien und unterstützt den gesunden Aufbau der Muskeln. Kein Wunder, dass es inzwischen auch Protein-Pulver aus Lupine gibt.

Für mich sind Lupinenprodukte die perfekten Eiweißquellen, die gleichzeitig auch noch mein Bedürfnis nach herzhaften, deftigen Gerichten stillen. Lupine hat jede Menge gesundheitliche Vorteile, ohne die Nachteile anderer Proteinquellen mit sich zu bringen. Ich esse Lupinenprodukte vor allem während und nach längeren Belastungen, zumeist in Form von Lupinenfilets. Außerdem nutze ich Lupinenmehl für Energiebällchen und -riegel.

Maca

Die Maca-Pflanze ist in den Anden Perus beheimatet. Sie ähnelt unserer heimischen Gartenkresse. Seit über 2.000 Jahren wird Maca von den Inka wegen ihrer Nähr- und Vitalstoffe verwendet. In Peru wird die Knolle der Maca-Pflanze als Gemüse gegessen, bei uns bekommt man Maca in Kapsel- und Pulverform. Dazu wird die Knolle geröstet, gekocht oder gebraten, getrocknet und gemahlen. Maca schmeckt leicht süß und erdig. Die aphrodisierende Wirkung von Maca ist mittlerweile wissenschaftlich belegt. Daneben machen die Nährstoffe der Pflanze geistig wacher, helfen beim Stressabbau, senken den Cholesterinspiegel und beeinflussen positiv die Verdauung, lindern Angstzustände und Depressionen. Maca wird daher auch als »Andenginseng« bezeichnet, als Allround-Stärkungsmittel für Körper und Geist und hat einen festen Platz in der peruanischen Kräutermedizin.

Die Knolle enthält Kohlenhydrate, viel Protein und gute Fettsäuren, dazu eine ganze Reihe pflanzlicher Sterole. Maca ist reich an Kalzium, Zink, Jod, Eisen, Kupfer und Mangan. Darüber hinaus enthält die Pflanze fast alle Vitamine und essenziellen Aminosäuren.

Du kannst Maca sehr gut in süßen, aber auch durchaus in herzhaften Speisen verwenden. Ich persönlich mixe das Macapulver in Nahrungsmittel, die ich vor und während der Belastung zu mir nehme, wie z. B. Smoothies und Shakes oder Energieriegel und -bällchen. Maca kann aber auch im warmen Pflanzendrink angerührt als Kakao-Alternative getrunken werden.

Matcha

Matcha ist grüner Tee, der ursprünglich aus China stammt und dort schon seit Jahrtausenden als Heilpflanze bekannt ist. Die Matcha-Teeblätter werden vor der Ernte verschattet. Dadurch werden die Teeblätter dunkelgrün und beginnen große Mengen der Aminosäure Theanin zu produzieren. Nach der Ernte wird das gesamte Teeblatt in Steinmühlen zermahlen. Das Zermahlen des Teeblattes geht auf die uralte Nutzung des Tees als Heilkraut zurück. Im 12. Jahrhundert brachte ein Zen-Meister die Zubereitungsart des Matchatees aus Pulver von China nach Japan und pflanzte dort landesweit Teesträucher an.

Buddhistische Mönche trinken bis heute Matcha, um länger und intensiver meditieren zu können.

Dadurch, dass im Matcha-Tee das komplette Teeblatt verarbeitet wird, enthält der Tee jede Menge wertvolle Inhaltsstoffe. Matcha beinhaltet über 100 Mal mehr Antioxidantien, als »normaler« grüner Tee. Antioxidantien verhindern den Zellalterungsprozess und chronische Krankheiten. Du kannst entweder eine Tasse Matcha oder 10 Tassen normalen grünen Tee trinken, um die gleiche Menge an Nährstoffen, sekundären Pflanzenstoffen und Antioxidantien aufzunehmen.

Neben den Antioxidantien beinhaltet Matcha auch die Aminosäure L-Theanin. Diese wirkt beruhigend und entspannend und verlangsamt gleichzeitig die Freisetzung des im Matcha enthaltenden Koffeins (29 g/100 ml). Erst nach drei bis sechs Stunden ist das im Matcha enthaltene Koffein im Blut absorbiert. Deine Wachsamkeit erhöht sich allerdings fast unmittelbar nach dem Trinken. Dadurch, dass das Koffein langsam freigesetzt wird, schießt dein Insulinspiegel nicht gleich nach oben und kurz darauf wieder in den Keller, wie es beim Kaffee der Fall ist.

Das im Matcha enthaltende Chlorophyll bewirkt, dass Giftstoffe aus dem Körper geschwemmt werden.

Mittlerweile ist durch Studien bewiesen, dass man seinen Stoffwechsel um bis zu 40 % steigern kann, wenn man Matcha über einen Zeitraum von 6 Monaten regelmäßig zu sich nimmt. Matcha steigert die Wärmeproduktion (Thermogenese) des Körpers und somit die körpereigene Kalorienverbrennungseffizienz.

Es gibt riesige Qualitätsunterschiede beim Matchatee, die vor allem durch unterschiedlich lange Verschattungszeiten der Teepflanzen entstehen. Je länger der Tee verschattet wurde, desto hochwertiger ist er. Du erkennst es an der Farbe des Pulvers. Je stärker der gemahlene Tee leuchtet und je intensiver das grün, desto hochwertiger ist er. Dies macht sich auch geschmacklich stark bemerkbar. Je höher die Qualität, desto milder und süßlicher schmeckt der Matcha, je geringer die Qualität, desto bitterer ist der Geschmack. Für Shakes muss es kein Premium-Matcha sein, da reicht ein sogenannter »Koch-Matcha« (z. B. der Premium Matcha for Cooking Fuku von aiya). Willst du den Matcha pur trinken, so empfehle ich dir, etwas mehr Geld zu investieren und dir einen Hochwertigen zu kaufen (z. B. der Ceremonial Matcha Hikari von aiya oder der Super Premium Matcha Ten von aiya).

Traditionell bereitet man Matcha mit einem Bambusbesen in einer Schale zu. Möchtest du Matcha lediglich als Zutat verwendet (in Smoothies, Shakes, Eis etc.), brauchst du ein solches Set nicht. Wenn du die klassische Teezubereitung erstmal ausprobieren möchtest, dann kannst du den Tee auch mit einem elektrischen Milchaufschäumer mit 80 Grad heißem Wasser in einer Müslischale aufschäumen. Matcha dient mir vor und während längerer Belastungen vor allem als Wachmacher.

Moringa

In der Himalajaregion, wo der Moringabaum beheimatet ist, nennt man ihn den »Baum des Lebens«. Inzwischen wächst er auch in fast allen tropischen und subtropischen Regionen der Welt, am besten angeblich auf Teneriffa. Er trotzt allen Witterungsbedingungen und ist extrem robust. Moringa gilt als einer der nährstoffreichsten Pflanzen dieser Welt und soll schon vor über 5.000 Jahren in der ayurvedischen Heilmedizin eingesetzt worden sein. Außerdem wächst der Baum schnell und ist einfach zu kultivieren. Ziemlich unglaublich, aber wahr. Alle Teile des Baumes können verwertet werden: Samen, Wurzel, Rinde, Früchte und Blätter. Und noch eine Besonderheit gibt es: Aus zerriebenen Moringasamen entstandenes Moringapulver kann verschmutztes Trinkwasser reinigen. Es bindet Bakterien und Schwebstoffe und sinkt gemeinsam mit ihnen zu Boden. Für uns aber mindestens genauso interessant ist, was Moringa im Körper bewirkt, und das ist ebenfalls beachtlich.

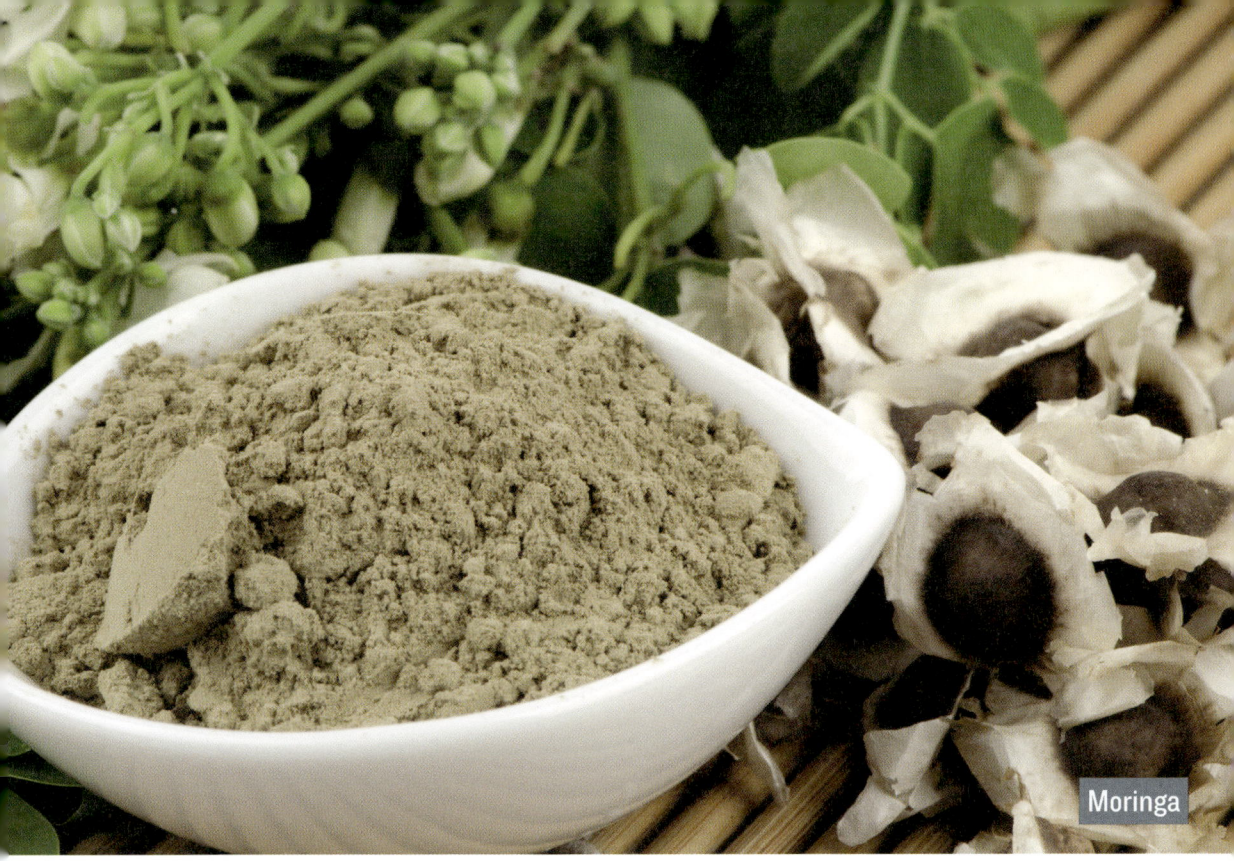
Moringa

Zunächst enthält Moringa ganze 18 der 20 bislang bekannten Aminosäuren, darunter alle essenziellen. Zudem ist auch der hohe Anteil an Antioxidantien hervorzuheben, der uns vor den sogenannten freien Radikalen schützt, die häufig Auslöser für Krankheiten sind. Darüber hinaus ist Moringa reich an Vitaminen und Mineralstoffen, Omega 3-, Omega 6- und Omega 9-Fettsäuren und großen Mengen an Chlorophyll.

Für uns Sportler ist Moringa auch deshalb sehr interessant, weil der hohe Anteil an den Vitaminen A und C gemeinsam mit dem hohen Eisenanteil die Hämoglobinbindung im Blut fördert. So kann während einer Belastung mehr Sauerstoff durch die roten Blutkörperchen zu den Muskeln transportiert werden. Die enthaltenen Aminosäuren unterstützen den Muskelaufbau, entsäuern den Körper und fördern die Konzentration.

Moringa kannst du in Pulverform, als Kapseln und als Presslinge, zudem als Samen, Tee oder als Öl kaufen. Immer häufiger findet man Moringa auch als Zugabe in vielen anderen Produkten, z. B. in Smoothie-Würfeln. Moringa nehme ich gerne vor meinen Sporteinheiten zu mir, aufgrund des sauer-bitteren Geschmacks meist als Zugabe zu einem Smoothie. Wenn du den Geschmack nicht magst, kannst du auch auf Kapseln zurückgreifen.

Quinoa

Die Quinoapflanze hat ihren Ursprung in den bis zu 4.000 Meter hoch liegenden Tälern der peruanischen Anden und wird als das »Gold der Inka« bezeichnet. Die weißen, gelben und rötlichen Quinoasamen sind glutenfrei und erinnern ein wenig an Hirse. Für die Inka war Quinoa ein Hauptnahrungsmittel. Botanisch betrachtet ist Quinoa ein Gänsefussgewächs (ähnlich wie Spinat oder Rote Beete), wird kulinarisch aber den Pseudo-Getreiden zugeordnet. Die Nährstoffwerte der Quinoapflanze liegen weit höher als die von Getreide. Quinoa hat einen sehr hohen Eiweißanteil, der zwischen 13 und 22 Prozent liegt. Die Aminosäurenzusammensetzung entspricht den Empfehlungen der Weltgesundheitsorganisation und ist damit perfekt ausgewogen. Würdest du dich ausschließlich von Quinoa ernähren, dann wäre dein Körper bestens mit allen lebensnotwendigen Aminosäuren versorgt. Darüber hinaus hat Quinoa einen sehr hohen Lysin-Anteil, den man so in keiner anderen Pflanze findet.

Quinoa lässt die bei uns bekannten Getreidesorten im direkten Vergleich der Nährstoffzusammensetzungen richtig alt aussehen. Quinoa bietet dir jede Menge Vitamine, Mineralien (Kalzium, Magnesium) und Spurenelemente (Eisen). Daneben macht Quinoa auch glücklich, denn sie enthält die Aminosäure Tryptophan, die das Gehirn für die Herstellung des Glückshormons Serotonin braucht. Durch ihren niedrigen glykämischen Index macht Quinoa lange satt und beugt Heißhungerattacken vor.

Das nussig schmeckende Pseudo-Getreide kannst du kochen und als Grundlage für Salate oder als Beilage zu Gemüse jeglicher Art nutzen. Vor dem Kochen solltest du Quinoa in einem Sieb gut abspülen, um die Bitterstoffe auszuwaschen. Gepoppte Quinoa (gibt es fertig zu kaufen) kannst du in dein Müsli geben oder in Energiebällchen verarbeiten. Quinoamehl ist eine gute Backzutat, Quinoaflocken ersetzen Haferflocken perfekt. Du kannst das Superfood also zu fast allen Gelegenheiten essen, und ich kann nur wärmstens empfehlen, Reis und andere Getreide weitgehend wegzulassen und auf Quinoa zu setzen.

Weizengras und Gerstengras

Weizengras und Gerstengras gehören zu den Süßgräsern und sind hoch-konzentrierte Lebensmittel, die sämtliche Vitamine, Mineralstoffe, Spurenelemente, Aminosäuren, Enzyme und Ballaststoffe enthalten, die wir zur Aufrechterhaltung unserer Körperfunktionen benötigen. Beide Gräser enthalten Vitamin B12, das normalerweise in pflanzlichen Lebensmitteln eher selten zu finden ist.

Weizengras und Gerstengras neutralisieren Giftstoffe im Körper. Kein Wunder, denn sie bestehen zu 70 % aus Chlorophyll. Gerstengras ist eines der basischsten Lebensmittel, die es überhaupt gibt. Es senkt den Cholesterinspiegel und ist voll mit Antioxidantien, die deinen Körper vor freien Radikalen schützen.

Weizengras schmeckt eher mild und süßlich, während Gerstengras mehr Bitterstoffe enthält und einen herben, würzigen Geschmack aufweist. Ich verwende die Gräser fast ausschließlich in Smoothies.

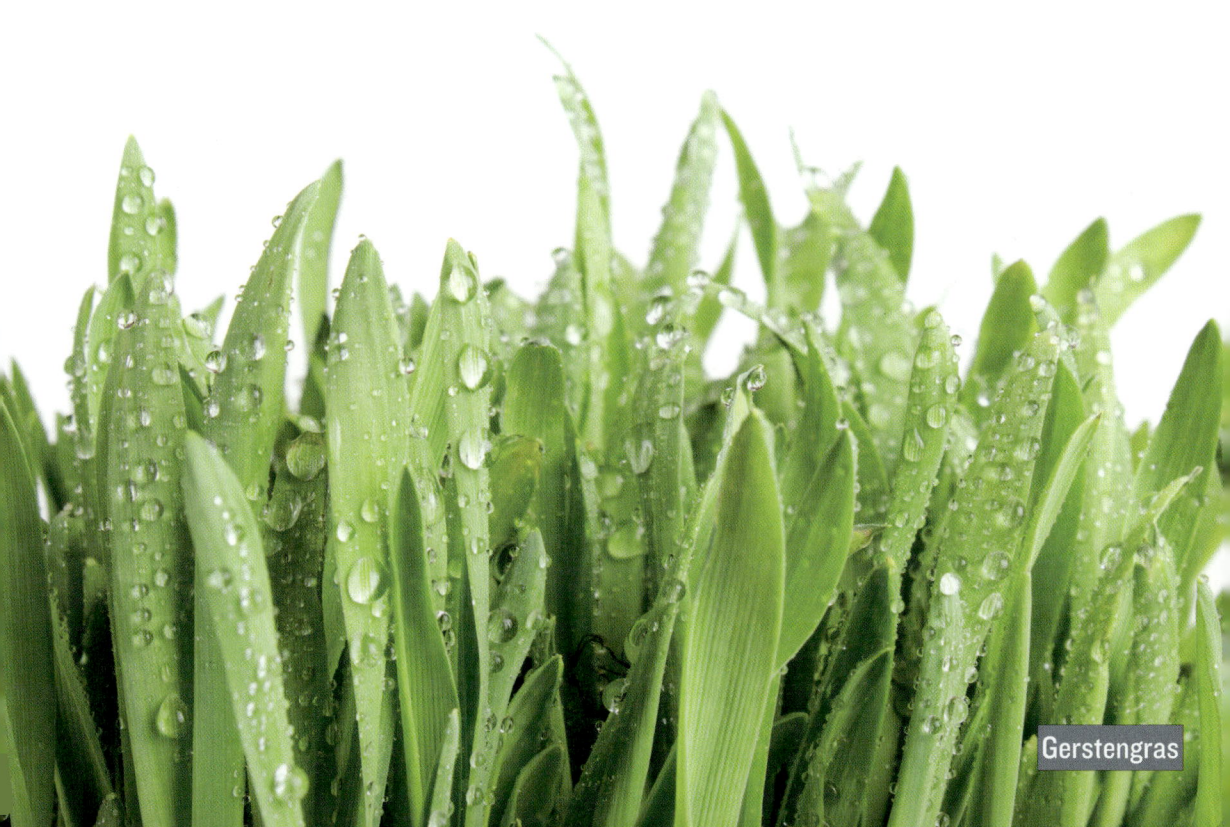

Gerstengras

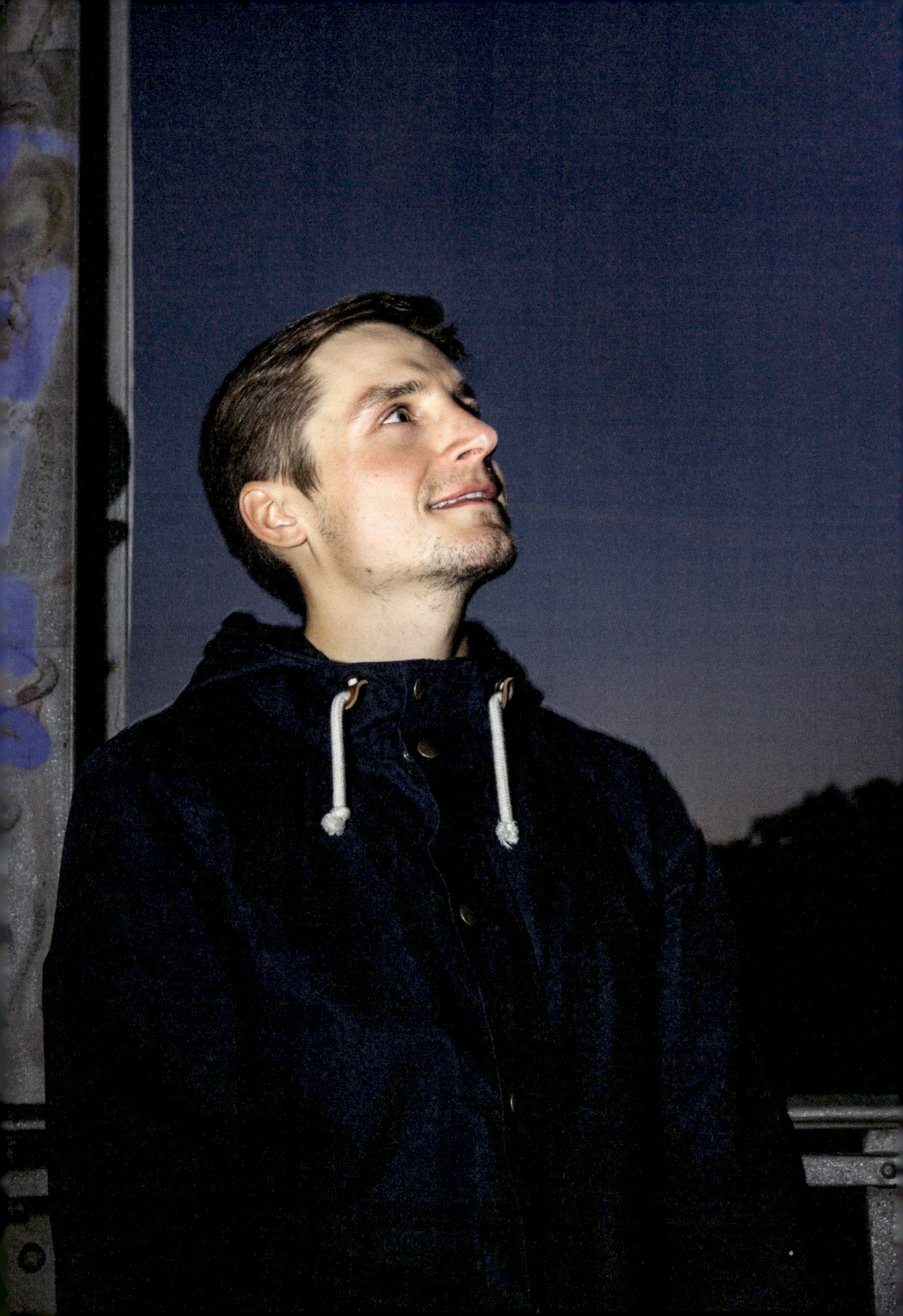

5

PERSÖNLICHES

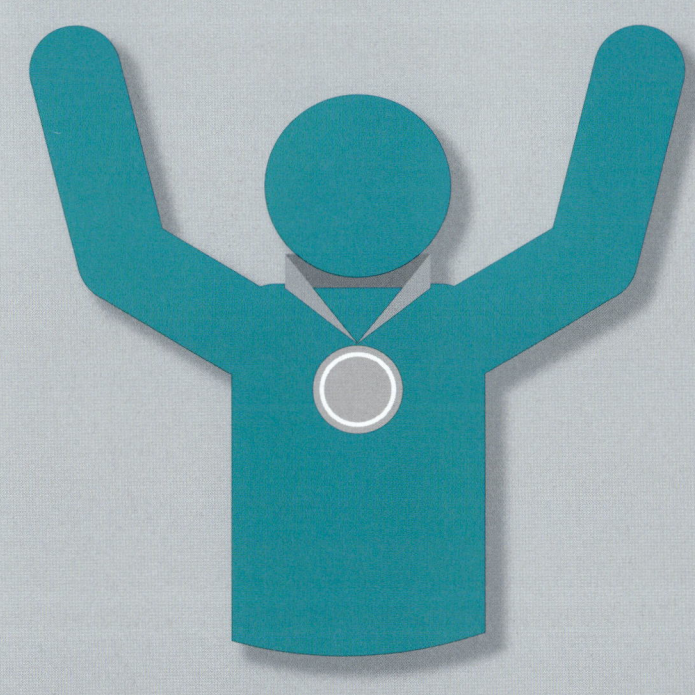

Am Anfang des Buches hast du meinen

sportlichen Werdegang verfolgt, nun wird es Zeit, auch etwas Persönliches über mich zu erfahren.

Ich wurde 1984 in Duisburg geboren, und habe den größten Teil meines Lebens dort verbracht. Die 1980er Jahre waren in Duisburg von Arbeits-kämpfen bestimmt, da die ersten Zechen schlossen. Die Goldgrube Ruhr-gebiet wurde langsam zum Problemfall, denn Importkohle war plötzlich günstiger als die heimische Kohle. Gleichzeitig gab es eine immer stärker werdende Anti-Atomkraft-Bewegung, die nur zwei Jahre nach meiner Geburt durch die Katastrophe von Tschernobyl starken Zulauf erhielt. Von all dem ahnte ich natürlich noch nichts. Die Grünen kamen in den Bundestag, Green-peace war plötzlich in aller Munde und selbst in Duisburg diskutierten die Menschen über die Gefahren der Atomkraft, auch wenn die Schließung der Zechen unmittelbar bedrohlicher erschien.

Bei uns zu Hause wurde viel Wert darauf gelegt, dass gesund gegessen und regional und in Bioqualität eingekauft wurde. Lange bevor moderne Bio-Supermärkte an jeder Ecke zu finden waren, kaufte meine Mutter am linken Niederrhein in den Hofläden von Bio-Bauernhöfen ein und kochte täglich frisch. Es war ihr unheimlich wichtig, dass wir unbehandeltes und saisonales Obst und Gemüse aßen.

Sie tauschte sich mit gleichgesinnten Eltern aus, galt als »Öko-Tussi«, doch das war ihr völlig egal. Viel wichtiger war ihr, dass mein Bruder und ich lernten, wie wichtig eine gesunde Ernährung ist. Das hat mich für mein Leben geprägt, und dafür bin ich meiner Mutter bis heute sehr dankbar, denn ihr Interesse für Umwelt und eine gesunde Ernährung hat sich definitiv »vererbt«.

2005 fing ich an zu studieren, BWL und VWL. Mit Zahlen konnte ich immer schon gut umgehen, sodass die Wirtschaftswissenschaften eine logische Wahl für mich darstellten. An der Uni Duisburg-Essen besuchte ich zunächst fleißig die Vorlesungen und Seminare, nach und nach aber ging ich immer seltener hin. Stattdessen kaufte ich mir einfach die Skripte, Mitschriften der vergangenen Seminare, anstatt vor Ort zuzuhören. So hatte ich eine Menge Zeit, Rad zu fahren.

Die Stadt Essen gilt als Energie-Hauptstadt Deutschlands. Viele große Energiekonzerne haben hier ihre Firmenzentrale. Kein Wunder also, dass diese auch an der Uni aktiv waren, schließlich wollte man den besten Nachwuchs für sich gewinnen und finanzierte gerne einen passenden Studiengang mit. Häufiger fand ich mich deswegen auch in den Räumen eines großen Energiekonzerns mit drei Buchstaben, weil dort Seminare abgehalten wurden. Dass man den Studenten gerne auch die eigene Firmenphilosophie verkaufen wollte, war ein offenes Geheimnis. Und genau dort, im sogenannten »Trading Room«, wo mit Strom gehandelt wird, hat es bei mir noch mal »Klick« gemacht.

Das, was man mir dort vermitteln wollte, die Mentalität des maximalen Profits, hatte einfach herzlich wenig mit meinen persönlichen Werten zu tun. Ich bin Atomkraftgegner, habe an Anti-Atomkraft-Demos teilgenommen, und nun saß ich im Haus des Feindes. Mit Nachhaltigkeit hatte diese Unternehmensphilosophie nichts zu tun. Für mich war klar, dass ich solche Unternehmen nicht mehr durch meinem persönlichen Konsum unterstützen wollte.

Besonders interessiert hatten mich während meines Studiums Seminare zu Themen wie Wirtschafts- oder Unternehmensethik. Nach und nach erkannte ich, wie katastrophal die ökologischen Folgen eines weltweit hohen Konsums tierischer Produkte sind. Massentierhaltung, Nahrungsmittelspekulation, Regenwaldabholzung oder Klimabelastung sind einige Begleiterscheinungen eben dieses Konsums, die immer schwerer auf mir lasteten, bis ich schließlich die Entscheidung traf, mich nicht nur vegetarisch, sondern komplett pflanzlich zu ernähren. Erst später, als ich mich eingehender mit dem Thema Veganismus beschäftigte, überzeugten mich auch die ethisch-moralischen und vor allem gesundheitlichen Aspekte. Ich verzichtete zunehmend auch in anderen Lebensbereichen wie Kleidung und Kosmetik auf Produkte, die tierische Bestandteile enthalten oder an Tieren getestet wurden.

Als Werkstudent hatte ich Gelegenheit, bei einer alternativen Bank zu arbeiten und dort lernte ich, dass es auch in der Wirtschaft anders laufen kann. Nicht kurzfristige Gewinne, sondern moralische Werte und nachhaltiges Wirtschaften sind wichtig für unsere Gesellschaft.

Ein weiteres Erlebnis, das mich sehr geprägt hat, war der Besuch eines Seminars an der Uni. Zu Beginn dieses Seminars stellte sich heraus, dass ein bekannter konventioneller Finanzdienstleister/Versicherungsmakler die Seminarleitung inne hatte. Nach dem Seminar wurden uns die Teilnahme-Bescheinigungen per E-Mail zugeschickt, und kurz darauf bekam ich einen Anruf verbunden mit der Frage, ob ich nicht einen Beratungstermin zum Thema Altersvorsorge vereinbaren wolle.

Ich war verärgert über die indirekte Werbung aber zugleich auch neugierig auf das, was mit meinem Geld passieren sollte. Ich vereinbarte also einen Beratungstermin, in dem ich Antworten auf folgende Fragen erhalten wollte: »Was machen Sie eigentlich mit meinen Beiträgen? Wo wird das Geld investiert?«. Ehrliche Antworten hatte man für mich nicht, sondern nur fadenscheinige Ausflüchte.

Nach dem Termin fing ich an, mich eingehender mit dem Thema Altersvorsorge zu befassen. Mir wurde zunehmend klar, dass ich überhaupt keinen Einfluss darauf hatte, was mit meinen Versicherungsbeträgen geschieht. Das Geld liegt schließlich nicht einfach irgendwo herum, bis ich in Rente gehe, die eingezahlten Beiträge werden vielmehr von Finanzunternehmen investiert. Das ist an für sich nicht verwerflich, das Problem ist aber, wo das Geld investiert wird.

Unterstütze ich womöglich Kinderarbeit, Ausbeutung, Waffenproduktion, den Ausbau von Atomenergie, Gentechnik, Tierversuche, artwidrige Tierhaltung, den Raubbau an der Natur oder Nahrungsmittelspekulation? Diese Unsicherheit wollte ich nicht hinnehmen – eine transparente Alternative musste her. Und so machte ich mich 2010 mit meinem eigenen Unternehmen selbstständig.

Ich beschloss, im Versicherungsbereich genau das anzubieten, was die Ökobanken im Finanzbereich bereits praktizierten: eine Beratung zu nachhaltigen Alternativprodukten. Dank eines gewonnenen Gründerwettbewerbs konnte ich mein Interesse zum Beruf machen. Auch hier war ich, genau wie beim Radsport, Anfangs ein Exot, aber: Das Interesse an den Produkten und meiner Beratung stieg.

Ich versuche mich an einem Gegenentwurf zu den klassischen Versicherungsberatungen und biete eine transparente und ökologisch nachhaltige Beratung. Es ist mir wichtig, dass die Leute durch meine Beratungen auch mündiger in Bezug auf Versicherungen im Allgemeinen werden.

Ähnlich verhält es sich mit diesem Buch: Ich versuche, eine Alternative aufzuzeigen. Eine Ernährung, die nicht nur in hohem Maße gesund ist, sondern sich auch positiv auf die Klimabilanz auswirkt, für die kein Raubbau an der Natur betrieben wird oder Lebewesen leiden müssen. Eine saubere Ernährung, die sowohl deinem Körper als auch der Natur gut tut.

So schließt sich der Kreis zwischen Sport, Ernährung und meiner Persönlichkeit. Ich möchte dir danken, dass du mir deine Aufmerksamkeit geschenkt hast!

6

ABSCHLIEßENDES

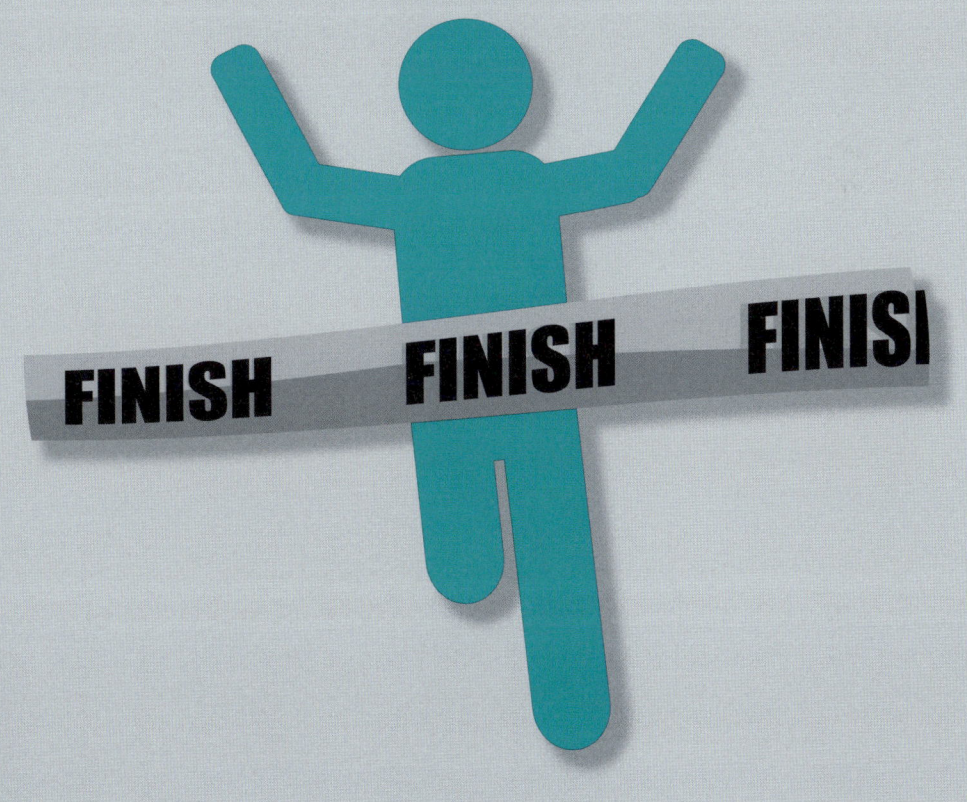

2015 war in jeder Hinsicht ein ganz besonderes Jahr für mich. Ich habe einen persönlichen Rekord nach dem anderen aufgestellt, habe mir immer neue Herausforderungen gesucht und gemeistert – und das alles dank einer Ernährung, die nach wie vor bei vielen Menschen Unverständnis hervorruft. Rückblickend kann ich sagen: Der Erfolg gibt mir wohl recht und ich bin überzeugt, dass ich den richtigen Weg eingeschlagen habe. Meine eigenen Wettkampfriegel sind nun in der Produktion, dieses Buch ist geschrieben und ich hoffe, dass ich dich auf eine spannende Reise mitnehmen, deinen Blickwinkel verändern und deinen Horizont erweitern konnte. Verfolge deine Ziele, egal wie groß oder klein sie sein mögen. Gib nicht auf und glaub immer an dich. Du wirst Erfolg haben, egal ob du 1.000 Kilometer Rad fahren oder 5 Kilometer am Stück laufen möchtest.

Was bleibt, ist mein Ziel, bis zum Jahresende die 25.000-Kilometer-Marke zu knacken. Danach werden die Uhren und Tachos wieder auf Null gestellt.

Für 2016 plane ich eigene Sportevents im Münsterland, bei denen du meine Verpflegung direkt unter realen Sportbedingungen testen kannst. Selbstverständlich gesund, bio, rohköstlich und mit Superfoods. Unter dem Label GOODSPORT findest du meine Sportnahrung demnächst auch im Lebensmittelregal. Ich selber bin natürlich auch 2016 wieder am Start – mit Chiasamen in der Trikottasche.

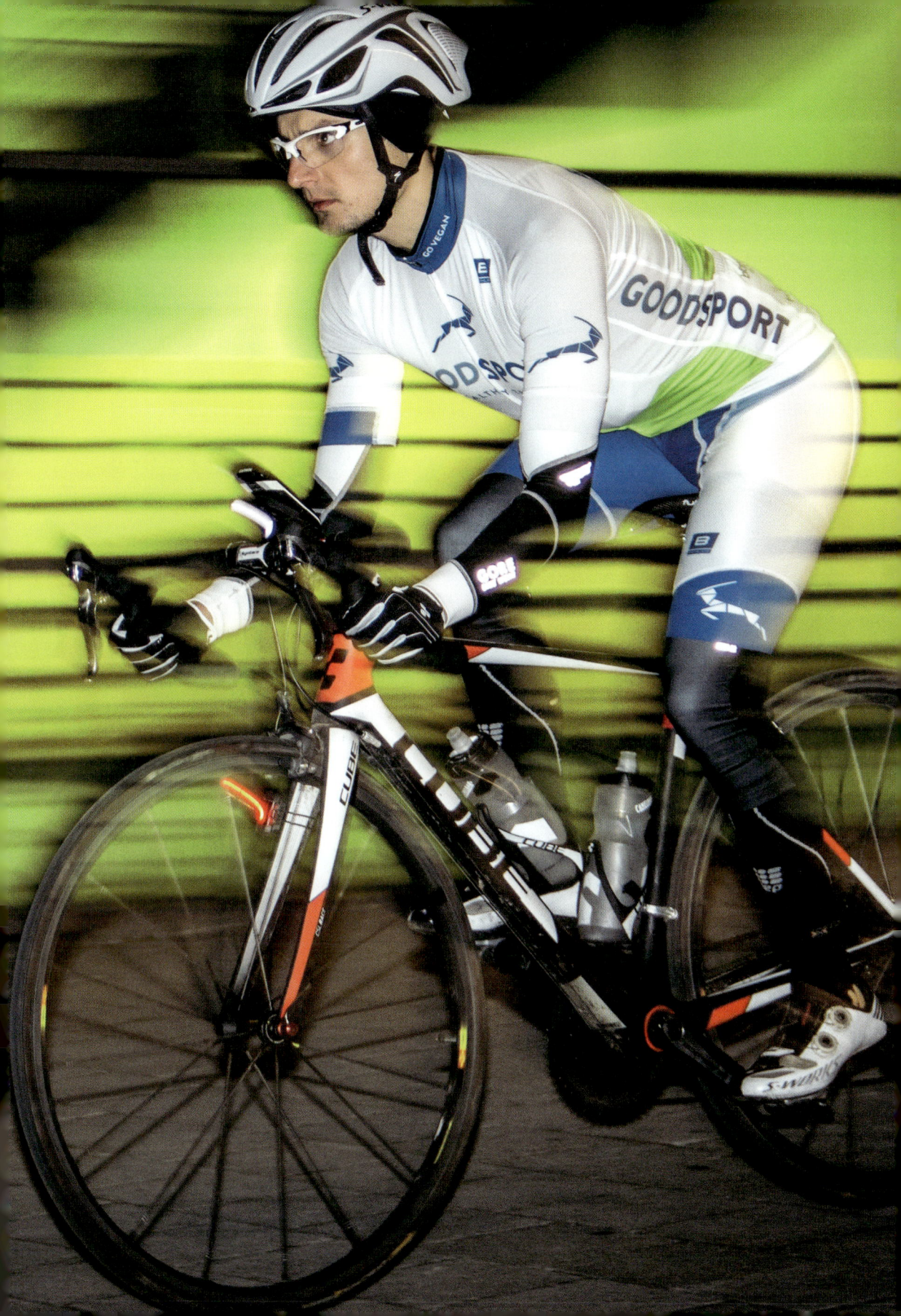

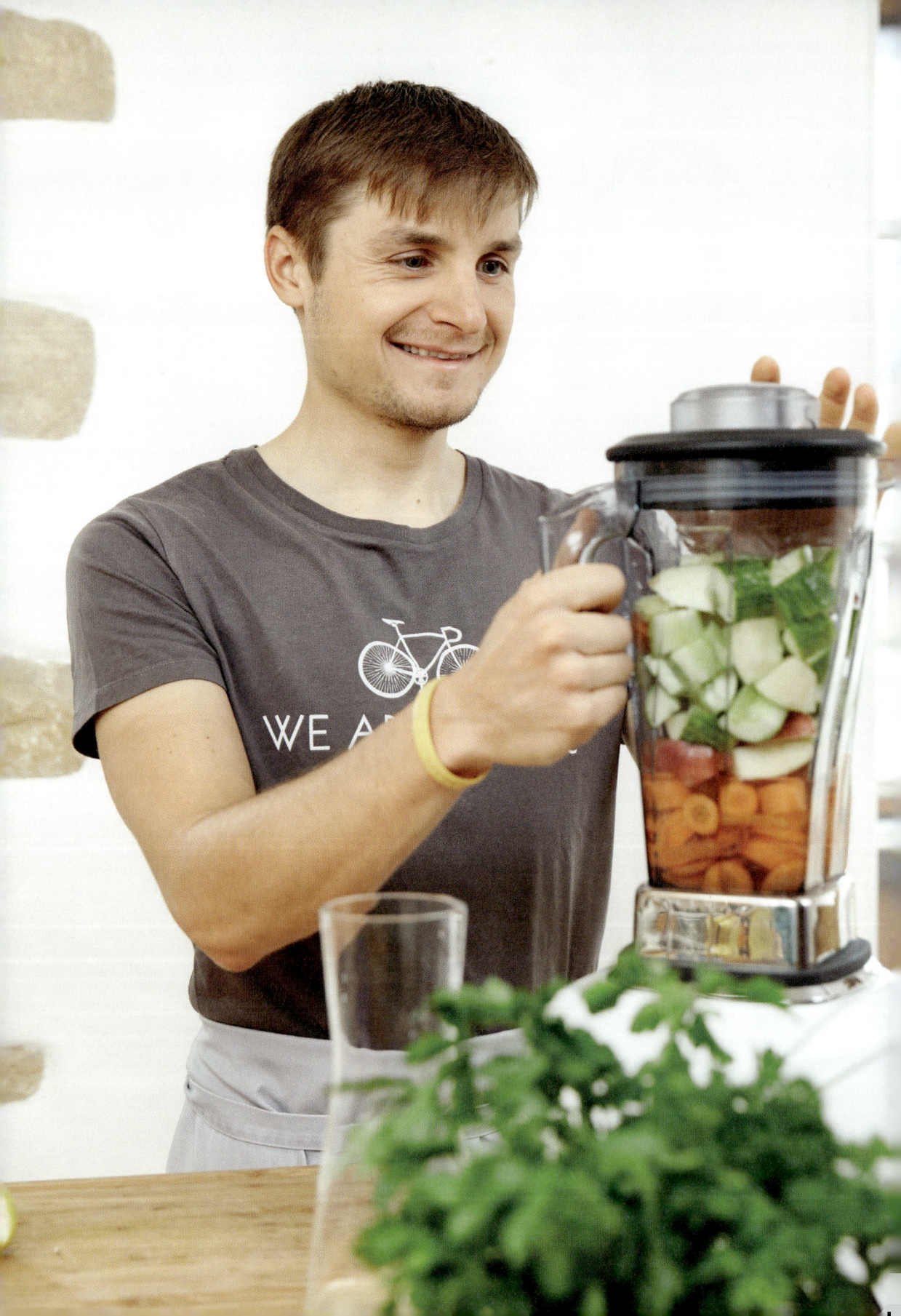

KÖSTLICHES

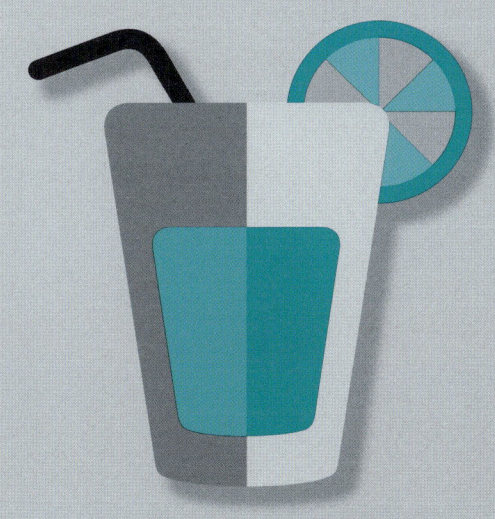

HINWEIS

Alle Rezepte im Buch ergeben eine Sportlermahlzeit.

 Vor dem Sport   Während dem Sport   Nach dem Sport

SMOOTHIES

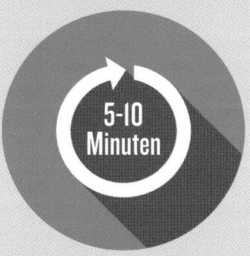

Bevor es mit den Smoothierezepten losgeht, habe ich noch ein paar generelle Tipps für dich:

- Smoothies lassen sich auch super als Bowl genießen und wie Suppen löffeln indem man den Wasseranteil um mindestens die Hälfte reduziert. Probier es einfach mal aus! Du kannst stilles Wasser für einen zusätzlichen Energieschub immer durch Kokoswasser ersetzen.
- Solltest du frisches Obst statt Tiefkühlobst verwenden, dann empfehle ich, zusätzlich ein paar Eiswürfel in den Mixer zu geben.
- Achte darauf, Zutaten in Bio- und Rohkostqualität zu verwenden.

Wassermelone-Minze-Lupine-Smoothie

kcal	KJ	E	Fett	KH
442,00	1861,40	14,00	4,40	85,00

ZUTATEN

1/2 Wassermelone (ca. 1 kg)

10 frische Minzblätter

2 EL Lupinenmehl

5-10 Eiswürfel

ZUBEREITUNG

1 Wassermelone entkernen und schälen. Minzblätter waschen.

2 Alle Zutaten in den Mixer geben und gut durchmixen.

Heidelbeere-Limette-Smoothie

kcal	KJ	E	Fett	KH
165,50	691,40	9,65	4,80	15,15

ZUTATEN

250 ml stilles Wasser oder Kokoswasser (z. B. von Dr. Goerg)

200 g Heidelbeeren (am besten TK)

1 Limette

2 EL Lupinenmehl

ZUBEREITUNG

1 Limette schälen und halbieren.

2 Alle Zutaten in den Mixer geben und gut durchmixen.

Lupine-Kokos-Smoothie

kcal	KJ	E	Fett	KH
746,00	3128,80	25,60	42,00	59,80

ZUTATEN

200 ml Kokosmilch

3 Orangen

10 Minzblätter

4 EL Lupinenmehl

5-10 Eiswürfel

ZUBEREITUNG

1 Orangen schälen, Minzblätter waschen.

2 Alle Zutaten in den Mixer geben und gut durchmixen.

Erdbeer-Kakao-Lupine-Shake

kcal	KJ	E	Fett	KH
415,70	1740,40	14,41	8,13	65,86

ZUTATEN

250 ml Dinkel-Mandel-Drink (z. B. von Natumi)

200 g Erdbeeren (am besten TK)

2 Medjoul-Datteln

10 Minzblätter

2 EL Lupinenmehl

1 EL Kakaopulver

5 Tropfen Vanilleextrakt

ZUBEREITUNG

1 Erdbeeren ggfs. waschen, Datteln evtl. entkernen, Minzblätter waschen.

2 Alle Zutaten in den Mixer geben und gut durchmixen.

Cashew-Ananas-Lupine-Smoothie

kcal	KJ	E	Fett	KH
1014,60	4235,80	32,19	51,58	98,16

ZUTATEN

250 ml stilles Wasser oder Kokoswasser (z. B. von Dr. Goerg)

150 g Ananas

1 Banane

2 Medjoul-Datteln

100 g Cashewkerne

1 EL Chiasamen

2 EL Lupinenmehl

ZUBEREITUNG

1 Banane und Ananas schälen, grob würfeln. Datteln evtl. entkernen.

2 Alle Zutaten in den Mixer geben und gut durchmixen.

Banane-Heidelbeere-Spinat-Smoothie

kcal	KJ	E	Fett	KH
680,60	2835,50	21,68	20,99	89,94

ZUTATEN

250 ml Dinkel-Mandel-Drink (z. B. von Natumi)

1 Banane

250 g Heidelbeeren (am besten TK)

2 Medjoul-Datteln

1 Handvoll Spinat

50 g Chiasamen

250 ml stilles Wasser

1 TL Chlorella (alternativ Spirulina oder Weizengras)

ZUBEREITUNG

1 Chiasamen in stilles Wasser rühren und mindestens 10 Minuten quellen lassen. Ab und zu umrühren.

2 Datteln entkernen, Banane schälen und grob würfeln.

3 Alle Zutaten in den Mixer geben und gut durchmixen.

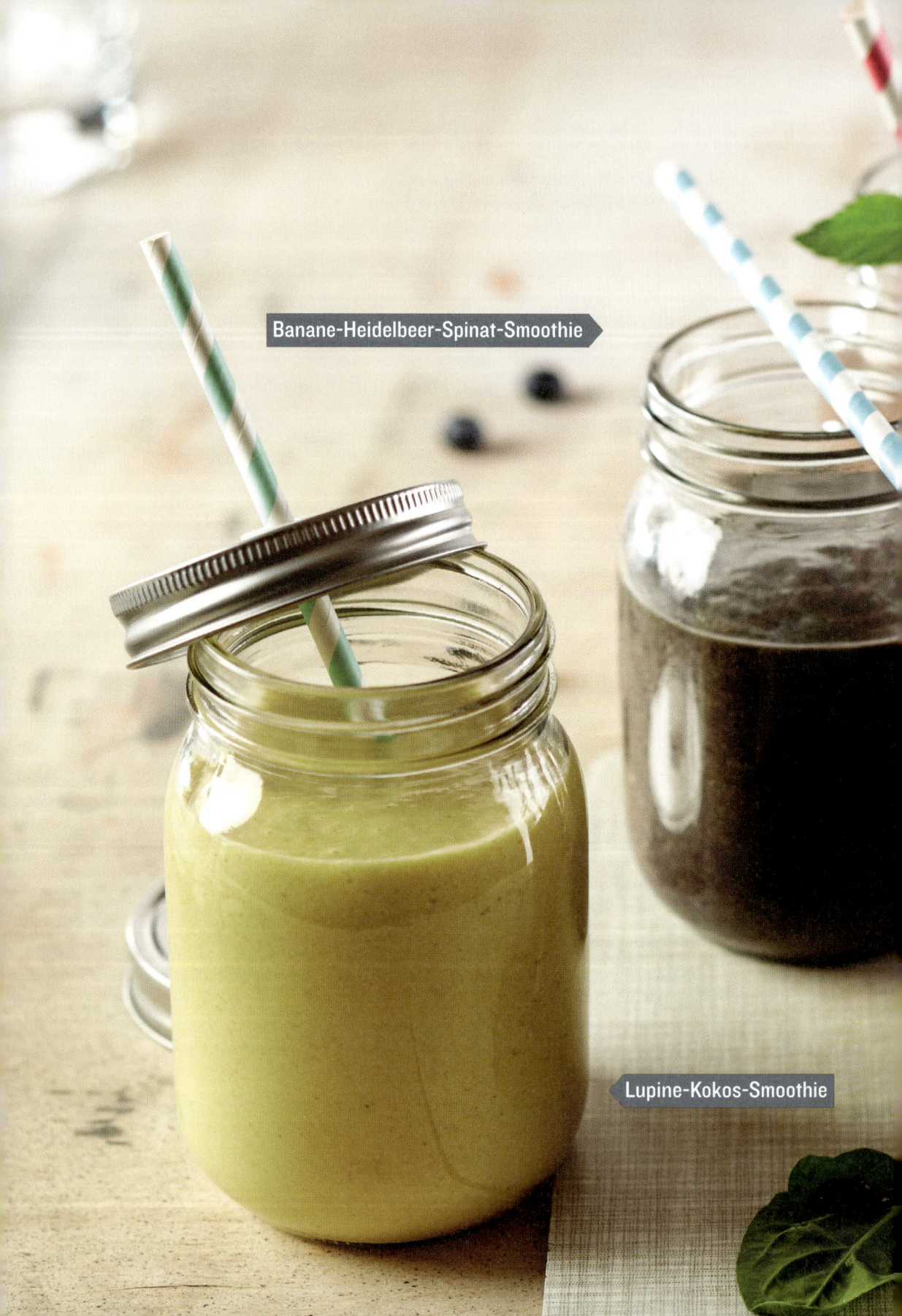

Banane-Heidelbeer-Spinat-Smoothie

Lupine-Kokos-Smoothie

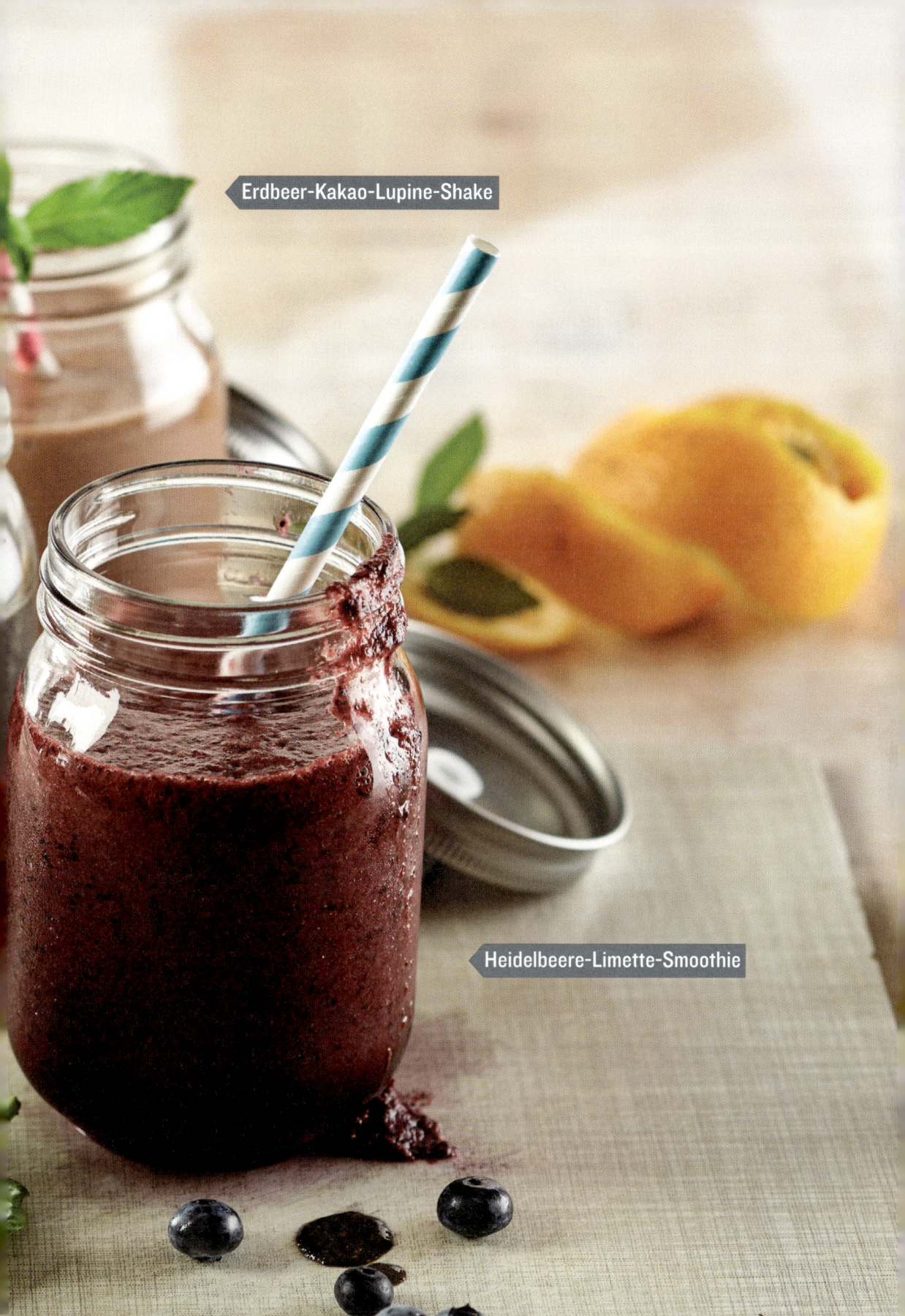

Erdbeer-Kakao-Lupine-Shake

Heidelbeere-Limette-Smoothie

Rhabarber-Orange-Gurke-Smoothie

kcal	KJ	E	Fett	KH
242,50	1020,80	5,10	1,86	48,31

ZUTATEN

250 ml stilles Wasser
oder Kokoswasser
(z. B. von Dr. Goerg)

1 Orange

1 Apfel

1/2 Schlangengurke

2 Stangen Rhabarber

1 EL Lucuma

1 EL Baobab

ZUBEREITUNG

1 Orange schälen, Apfel entstielen, Schlangengurke und Rhabarber waschen. Alles grob würfeln.

2 Alle Zutaten in den Mixer geben und gut durchmixen.

Rhabarber-Kokos-Minze-Drink

kcal	KJ	E	Fett	KH
147,80	611,40	1,82	0,38	34,98

ZUTATEN

250 ml Kokoswasser
(z. B. von Dr. Goerg)

1 Banane

1 Stange Rhabarber

10 Minzblätter

1-2 cm frischer Ingwer
(nach Belieben)

5-10 Eiswürfel

ZUBEREITUNG

1 Rhabarber waschen und in grobe Stücke schneiden, Banane schälen. Minzblätter waschen. Ingwer schälen und grob zerkleinern.

2 Alle Zutaten in den Mixer geben und gut durchmixen.

Chlorella-Acai-Banane-Heidelbeere-Smoothie

kcal	KJ	E	Fett	KH
266,90	1109,70	5,84	1,22	57,94

ZUTATEN

250 ml Kokoswasser
(z. B. von Dr. Goerg)

80 g Heidelbeeren
(am besten TK)

2 Bananen

1 EL Chlorella

1 EL Acai

1/2 EL Kokosöl

ZUBEREITUNG

1 Bananen schälen, ggf. frische Heidelbeeren waschen.

2 Alle Zutaten in den Mixer geben und gut durchmixen.

Hanfsamen-Lucuma-Kokoswasser

kcal	KJ	E	Fett	KH
555,00	2315,80	12,98	3,58	119,46

ZUTATEN

250 ml Kokoswasser
(z. B. von Dr. Goerg)

1 Banane

5 Medjoul-Datteln

2 EL Lucuma

2 EL Hanfprotein

5 Tropfen Vanilleextrakt

5-10 Eiswürfel

Optional: 2 Minzblätter

ZUBEREITUNG

1 Banane schälen, Datteln entkernen, Minzblätter waschen.

2 Alle Zutaten in den Mixer geben und gut durchmixen.

Matcha-Mango-Kokos-Smoothie

kcal	KJ	E	Fett	KH
300,00	1248,00	2,55	1,80	68,60

ZUTATEN

250 ml Kokoswasser
(z. B. von Dr. Goerg)

1 Mango

1/2 Ananas

1 EL Matcha-Pulver

5-10 Eiswürfel

ZUBEREITUNG

1 Mango und Ananas schälen und grob würfeln.

2 Alle Zutaten in den Mixer geben und gut durchmixen.

Matcha-Gurke-Sellerie-Smoothie

kcal	KJ	E	Fett	KH
238,35	999,10	3,73	13,03	25,38

ZUTATEN

250 ml stilles Wasser oder
Kokoswasser (z. B. von Dr.
Goerg)

1 Banane

1/2 Avocado

1/2 Limette

1 Schlangengurke

1 cm frischer Ingwer

1 TL Matcha-Pulver

5 Eiswürfel

ZUBEREITUNG

1 Banane und Limette schälen, Avocado ebenfalls schälen und entkernen bzw. auslöffeln. Schlangengurke grob würfeln. Ingwer schälen und grob hacken

2 Alle Zutaten in den Mixer geben und gut durchmixen.

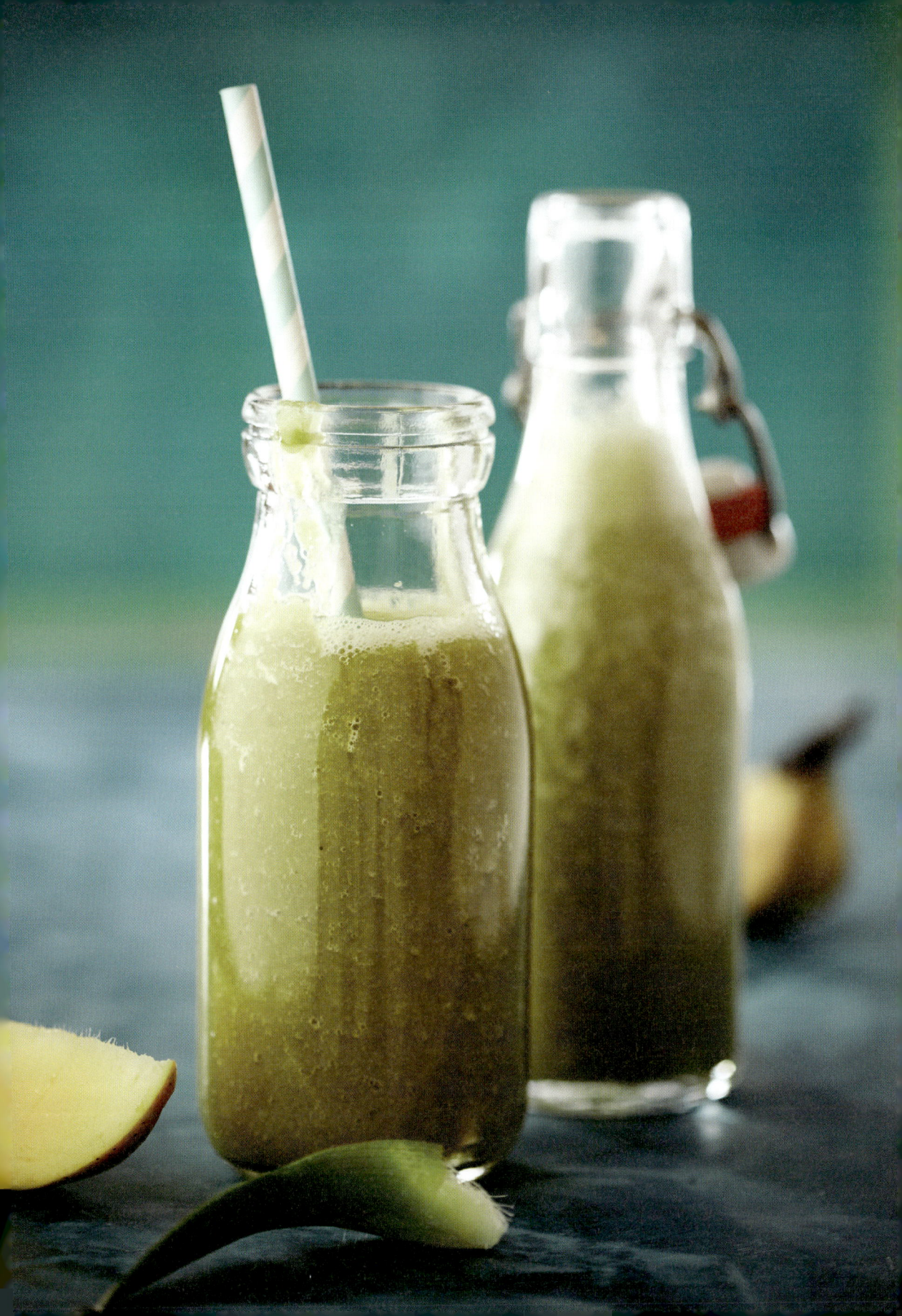

Chia-Mango-Erdbeere-Banane-Smoothie

kcal	KJ	E	Fett	KH
238,35	999,10	3,73	13,03	25,38

ZUTATEN

250 ml Kokoswasser
(z. B. von Dr. Goerg)

250 g Erdbeeren
(am besten TK)

1 Banane

1 Mango

50 g Chiasamen

250 ml stilles Wasser

ZUBEREITUNG

1 Chiasamen in stilles Wasser rühren und mindestens 10 Minuten quellen lassen. Ab und zu umrühren.

2 Banane und Mango schälen und grob würfeln.

3 Alle Zutaten in den Mixer geben und gut durchmixen.

Chia-Kakao-Drink

kcal	KJ	E	Fett	KH
654,00	2724,20	19,63	38,62	48,46

ZUTATEN

200 ml Haselnussdrink
(z. B. von Natumi)

1 Banane

1/2 Avocado

2 EL Kakaopulver

1 TL Kakaonibs

50 g Chiasamen

250 ml stilles Wasser

1 Msp. Chilipulver

1 Prise Meersalz

ZUBEREITUNG

1 Chiasamen in stilles Wasser rühren und mindestens 10 Minuten quellen lassen. Ab und zu umrühren.

2 Banane schälen, Avocado ebenfalls schälen und entkernen bzw. auslöffeln.

3 Alle Zutaten in den Mixer geben und gut durchmixen.

Himbeer-Banane-Avocado-Smoothie

kcal	KJ	E	Fett	KH
524,75	2177,50	14,83	28,70	42,83

ZUTATEN

200 ml Kokoswasser
(z. B. von Dr. Goerg)

150 g Himbeeren
(am besten TK)

1 Banane

1/2 Avocado

1/2 Limette

250 ml stilles Wasser

50 g Chiasamen

5 Tropfen Vanilleextrakt

ZUBEREITUNG

1 Chiasamen in stilles Wasser rühren und mindestens 10 Minuten quellen lassen. Ab und zu umrühren.

2 Banane und Limette schälen. Himbeeren ggf. waschen. Avocado ebenfalls schälen und entkernen bzw. auslöffeln.

3 Alle Zutaten in den Mixer geben und gut durchmixen.

Banane-Chia-Orange-Smoothie

kcal	KJ	E	Fett	KH
753,00	3142,00	18,40	41,30	66,05

ZUTATEN

100 ml Haselnussdrink
(z. B. von Natumi)

3 Bananen

2 Orangen

1 Avocado

50 g Chiasamen

250 ml stilles Wasser

ZUBEREITUNG

1 Chiasamen in stilles Wasser rühren und mindestens 10 Minuten quellen lassen. Ab und zu umrühren.

2 Bananen und Orangen schälen. Avocado ebenfalls schälen und entkernen oder auslöffeln.

3 Alle Zutaten in den Mixer geben und gut durchmixen.

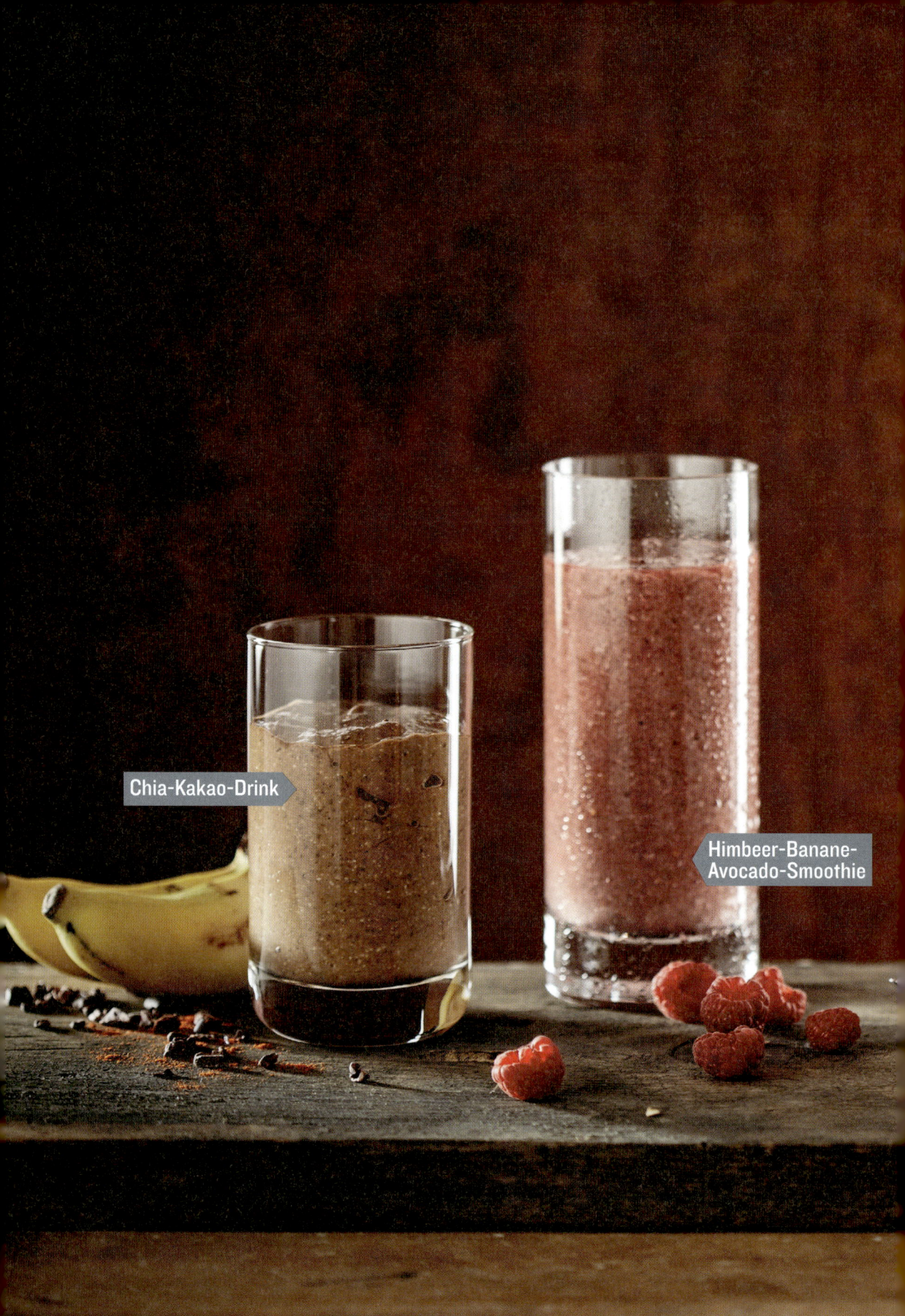

Chia-Kakao-Drink

Himbeer-Banane-
Avocado-Smoothie

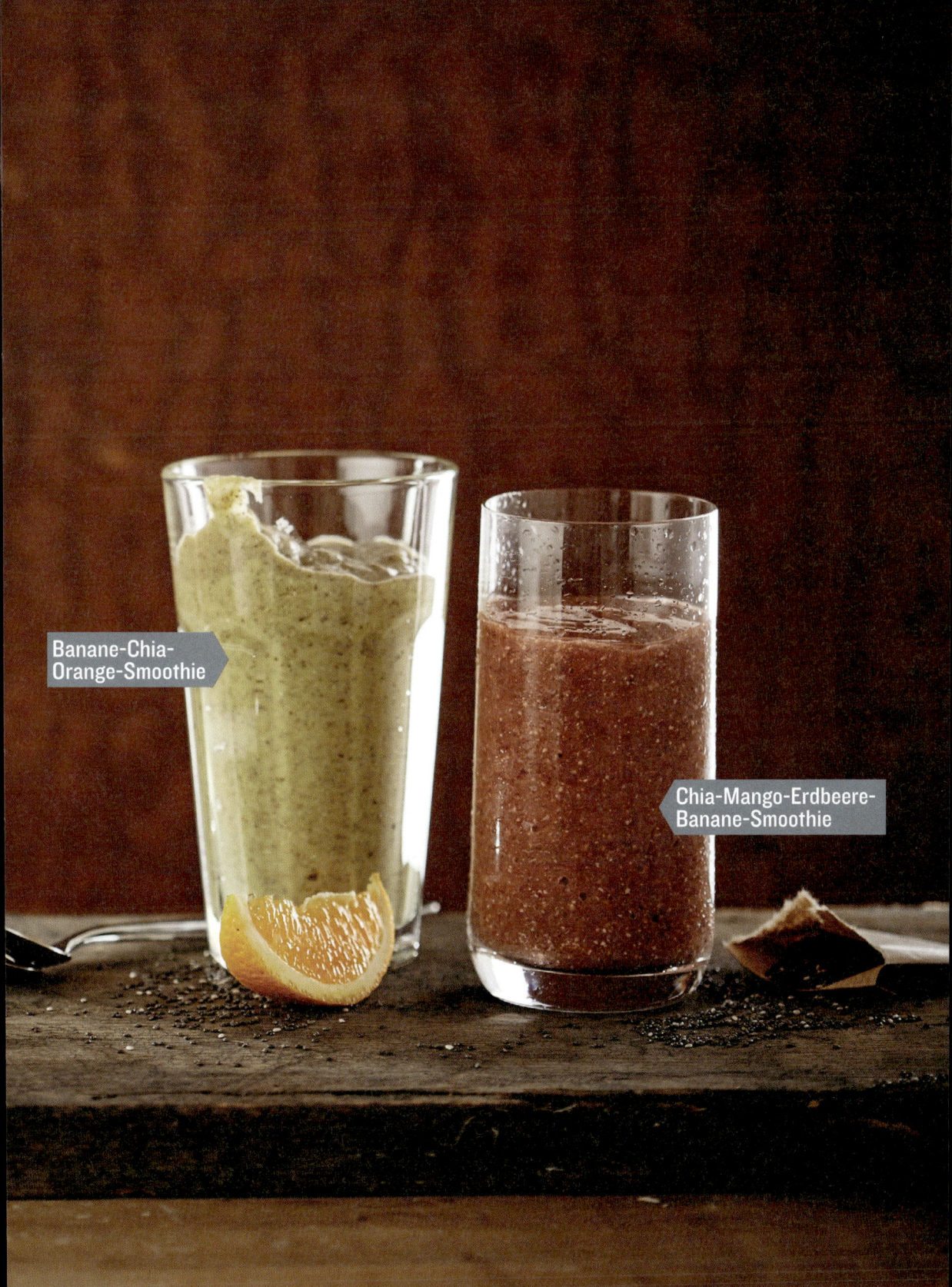

Banane-Chia-
Orange-Smoothie

Chia-Mango-Erdbeere-
Banane-Smoothie

Orange-Ananas-Lupine-Smoothie

kcal	KJ	E	Fett	KH
654,50	2742,05	25,75	7,85	108,85

ZUTATEN

250 ml Kokoswasser
(z. B. von Dr. Goerg)

4 Orangen

1 Banane

200 g Ananas

1 Limette

4 EL Lupinenmehl

5-10 Eiswürfel

ZUBEREITUNG

1 Banane, Limette, Orangen und Ananas schälen und grob würfeln.

2 Alle Zutaten in den Mixer geben und gut durchmixen.

Erdbeer-Lupine-Erdmandel-Smoothie

kcal	KJ	E	Fett	KH
368,20	1540,00	21,46	11,48	36,68

ZUTATEN

250 ml Kokoswasser
(z. B. von Dr. Goerg)

10 Erdbeeren (am besten TK)

1 Apfel

1 Handvoll Spinat

4 EL Lupinenmehl

2 EL Erdmandelmehl

ZUBEREITUNG

1 Spinat waschen, Apfel vom Stiel befreien.

2 Alle Zutaten in den Mixer geben und gut durchmixen.

Acai-Heidelbeere-Smoothie

kcal	KJ	E	Fett	KH
323,25	1345,30	6,36	2,92	68,44

ZUTATEN

200 ml Kokoswasser (z. B. von Dr. Goerg)

1 Banane

80 g Heidelbeeren (am besten TK)

2 Medjoul-Datteln (entkernt)

1 EL Kakaopulver

1 TL Maca

1 EL Acai

5 Tropfen Vanilleextrakt

5-10 Eiswürfel

ZUBEREITUNG

1 Banane schälen, Heidelbeeren evtl. waschen, Datteln grob hacken.

2 Alle Zutaten in den Mixer geben und gut durchmixen.

Ananas-Mango-Kokos-Smoothie

kcal	KJ	E	Fett	KH
406,90	1697,60	10,92	4,39	79,73

ZUTATEN

250 ml Kokoswasser (z. B. von Dr. Goerg)

1/2 Mango

1/4 Ananas

1/2 Banane

2 EL Lupinenmehl

1 EL Lucuma

5 Tropfen Vanilleextrakt

ZUBEREITUNG

1 Banane, Mango und Ananas schälen und grob würfeln.

2 Alle Zutaten in den Mixer geben und gut durchmixen.

Moringa-Orange-Smoothie

kcal	KJ	E	Fett	KH
272,80	1134,10	4,27	1,90	58,54

ZUTATEN

250 ml Kokoswasser
(z. B. von Dr. Goerg)

1 Orange

2 Äpfel

1 Rote Bete (ungekocht)

1 cm frischer Ingwer

1 EL Moringa

5-10 Eiswürfel

ZUBEREITUNG

1 Ingwer, Orange und Rote Bete schälen. Apfel entstielen.

2 Alle Zutaten in den Mixer geben und gut durchmixen.

Lupine-Avocado-Smoothie

kcal	KJ	E	Fett	KH
387,35	1612,30	11,95	15,52	48,07

ZUTATEN

250 ml Kokoswasser
(z. B. von Dr. Goerg)

1/2 Avocado

2 Medjoul-Datteln (entkernt)

2 EL Lupinenmehl

1 EL Gojibeeren

1 TL Kakaopulver

5-10 Eiswürfel

ZUBEREITUNG

1 Avocado schälen und entkernen bzw. auslöffeln, Datteln grob hacken.

2 Alle Zutaten in den Mixer geben und gut durchmixen.

Goji-Apfel-Ingwer-Zitronen-Shake

kcal	KJ	E	Fett	KH
218,20	908,00	3,32	2,66	36,70

ZUTATEN

250 ml Kokoswasser
(z. B. von Dr. Goerg)

2 Äpfel

1 Zitrone

1 cm frischer Ingwer

10 g Gojibeeren

5-10 Eiswürfel

ZUBEREITUNG

1 Zitrone und Ingwer schälen, Apfel entstielen.

2 Alle Zutaten in den Mixer geben und gut durchmixen.

Banane-Chia-Matcha-Smoothie

kcal	KJ	E	Fett	KH
594,00	2475,00	15,60	18,50	82,45

ZUTATEN

200 ml Mandeldrink
(z. B. von Natumi)

3 Bananen

50 g Chiasamen

250 ml Wasser

1 TL Matcha

5 Tropfen Vanilleextrakt

ZUBEREITUNG

1 Chiasamen in stilles Wasser rühren und mindestens 10 Minuten quellen lassen. Ab und zu umrühren.

2 Bananen schälen.

3 Alle Zutaten in den Mixer geben und gut durchmixen.

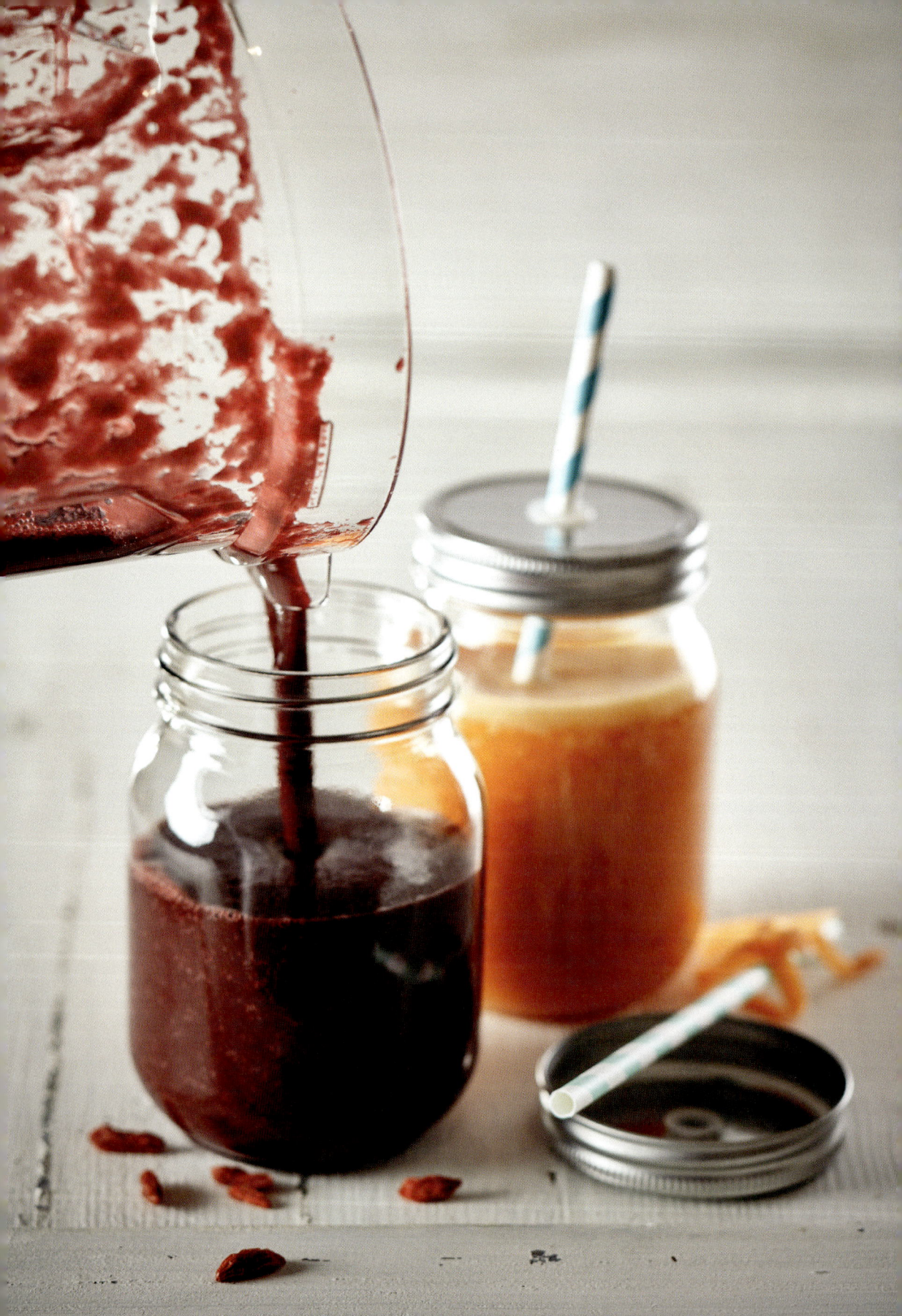

Moringa-Banane-Avocado-Smoothie

kcal	KJ	E	Fett	KH
263,60	1096,60	5,50	12,43	32,70

ZUTATEN

250 ml Mandeldrink (z. B. von Natumi) oder Kokoswasser (z. B. von Dr. Goerg)

1/2 Orange

1 Banane

1/2 Avocado

1 Handvoll Spinat

1 cm frischer Ingwer

1 EL Moringa

5 Tropfen Vanilleextrakt

ZUBEREITUNG

1 Banane, Ingwer und Orange schälen. Avocado ebenfalls schälen und entkernen bzw. auslöffeln.

2 Alle Zutaten in den Mixer geben und gut durchmixen.

ACE-Smoothie

kcal	KJ	E	Fett	KH
225,30	945,60	5,97	2,14	36,40

ZUTATEN

250 ml stilles Wasser oder Kokoswasser (z. B. von Dr. Goerg)

1 Orange

1/2 Zitrone

2 Karotten

2 cm frischer Ingwer

10 g Gojibeeren

5-10 Eiswürfel

ZUBEREITUNG

1 Ingwer, Orangen und Zitronen schälen. Karotten evtl. ebenfalls schälen (wenn nicht in Bio-Qualität).

2 Alle Zutaten in den Mixer geben und gut durchmixen.

HAUPTGERICHTE

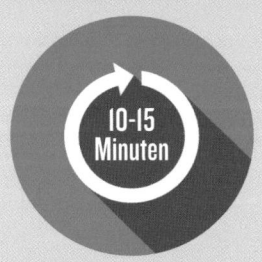

Zucchini-Spaghetti mit Tomatensoße

kcal	KJ	E	Fett	KH
459,90	1924,50	32,55	5,30	51,14

ZUTATEN

1 große Zucchini

ZUBEREITUNG

1 Tomatensoße wie unten stehend zubereiten.

2 Zucchini waschen und mit einem Spiral-schneider zu Spaghetti verarbeiten.

ZUTATEN TOMATENSOßE

3 Tomaten

3 getrocknete Tomaten

1 Handvoll Basilikum

1 Knoblauchzehe, geschält

1 Medjoul-Dattel

1 EL Oregano

1 Msp. Chiligewürz

Meersalz und Pfeffer nach Belieben

ZUBEREITUNG TOMATENSOßE

1 Tomaten waschen und grob würfeln, Basilikum waschen und grob rupfen, Knoblauchzehe grob hacken, Dattel ent-kernen.

2 Alle Zutaten in eine Küchenmaschine geben und gut durchmixen.

3 Die Tomatensoße unter die Spaghetti heben und durchmischen.

Zucchini-Spaghetti mit Hanf-Pesto und Mandel-Parmesan

kcal	KJ	E	Fett	KH
1165,65	4875,60	65,72	80,62	43,85

ZUTATEN

1 große Zucchini

ZUBEREITUNG

1 Pesto und Parmesan wie unten stehend zubereiten.

2 Zucchini waschen und mit einem Spiralschneider zu Spaghetti verarbeiten.

3 Pesto unter die Spaghetti heben und Parmesan darüber streuen.

ZUTATEN PESTO

1 Handvoll Basilikum

100 g Hanfsamen

2 Knoblauchzehen, geschält

2 EL Hanföl

Meersalz und Pfeffer nach Belieben

ZUBEREITUNG PESTO

1 Basilikumblätter waschen, Knoblauch grob hacken.

2 Alle Zutaten in eine Küchenmaschine geben und gut durchmixen.

ZUTATEN MANDEL-PARMESAN

1 Knoblauchzehe, geschält

75 g Mandeln

1 TL Hefeflocken

Meersalz und Pfeffer nach Belieben

ZUBEREITUNG MANDEL-PARMESAN

1 Knoblauch grob hacken.

2 Alle Zutaten in eine Küchenmaschine geben und gut durchmixen.

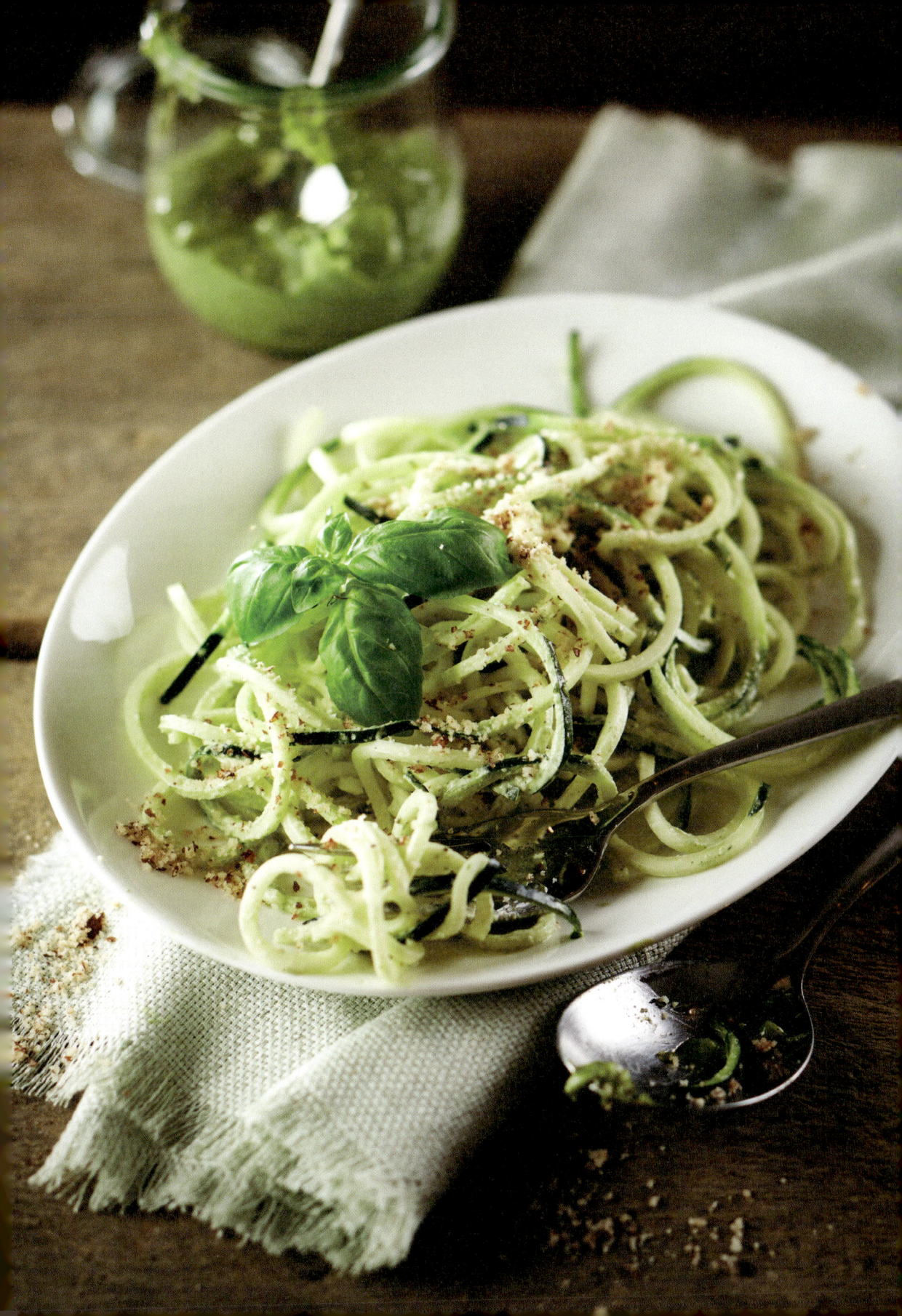

Pikante Kichererbsen-Nudeln

kcal	KJ	E	Fett	KH
747,50	3131,00	40,87	26,57	88,45

ZUTATEN

100 g Nudeln nach Wahl
(z. B. Buchweizennudeln von
Govinda)

50 g geröstete und gesalzene
Erdnüsse

150 ml Wasser für die Soße

1 Knoblauchzehe, geschält

1/2 TL Kurkuma

1 Prise Cayennepfeffer

1 TL Kokosfett

100 g Kichererbsen
(vorgekocht)

1/2 TL Paprikapulver

1/2 TL Zimt

1 TL Agavendicksaft

Meersalz und Pfeffer nach
Belieben

ZUBEREITUNG

1 Nudeln nach Packungsanleitung
zubereiten.

2 Erdnüsse, 150 ml Wasser, Knoblauch,
Kurkuma und Cayennepfeffer zu einer
Soße mixen.

3 Kokosfett in einer Pfanne erhitzen.
Die gewaschenen Kichererbsen für ca.
2 Minuten darin erhitzen. Paprikapulver, Zimt und Agavendicksaft über die
Kichererbsen geben und diese kurz kara-
mellisieren. Regelmäßig umrühren.

4 Nudeln in eine Schale geben, mit Kichererbsen toppen, Soße darüber geben.

Quinoa-Bowl mit gemischtem Gemüse und Lupinengeschnetzeltem

kcal	KJ	E	Fett	KH
1343,80	5630,40	87,26	48,20	125,78

ZUTATEN

200 g Quinoa-Quick (von Govinda) oder normale Quinoa

400 ml Wasser

1/2 Schlangengurke

1 Lauchzwiebel

3 Tomaten

200 g Lupinengeschnetzeltes (von Purvegan)

2 EL Hanföl

Meersalz und Pfeffer nach Belieben

ZUBEREITUNG

1 Quinoa-Quick bzw. Quinoa nach Packungsanleitung zubereiten.

2 In der Zwischenzeit Gurke, Lauchzwiebel und Tomate waschen und klein schneiden.

3 Alles in eine Schüssel geben, Hanföl hinzu geben und gut durchmischen.

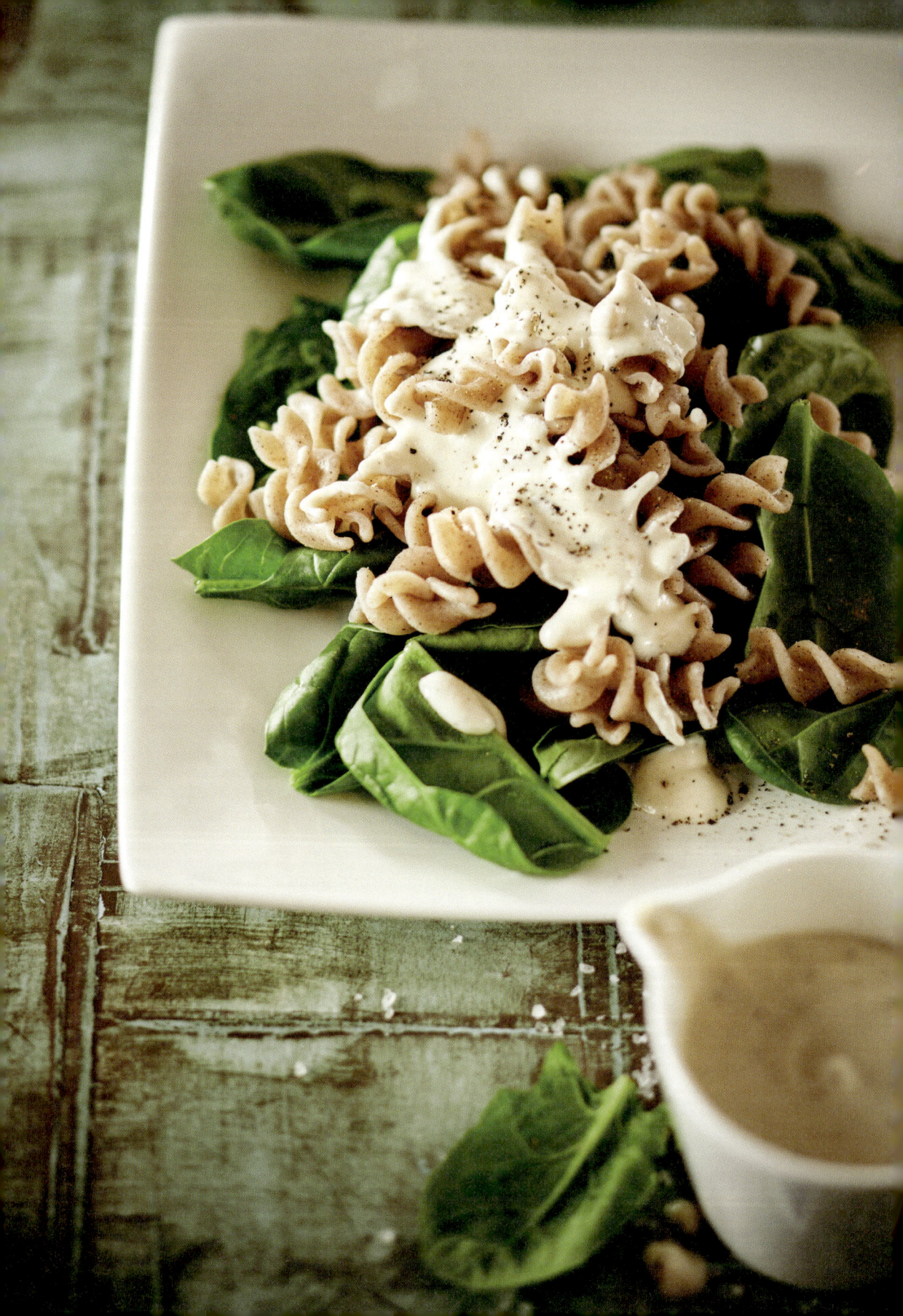

Käsige Spinat-Nudeln

kcal	KJ	E	Fett	KH
781,25	3266,25	22,38	54,13	50,63

ZUTATEN

125 g Buchweizennudeln (z. B. von Govinda)

125 g Cashewkerne

125 ml ungesüßter Mandeldrink (z. B. von Natumi)

1 Knoblauchzehe, geschält

2 TL Zitronensaft

2 Handvoll frischer Baby-Spinat

Meersalz und Pfeffer nach Belieben

ZUBEREITUNG

1 Buchweizennudeln nach Packungsanleitung kochen.

2 Die anderen Zutaten bis auf den Spinat in einer Küchenmaschine zu einer cremigen Masse verarbeiten.

3 Spinat waschen und in eine Schüssel geben. Nudeln darüber geben und mit der Soße übergießen.

Rohköstliches Chili sin carne

kcal	KJ	E	Fett	KH
916,50	3833,50	46,20	38,25	76,55

ZUTATEN

2 Stangen Staudensellerie

1 Paprikaschote nach Wahl

2 Möhren

100 g Mais (vorgekocht)

4 Tomaten

50 g Walnüsse

50 getrocknete Tomaten

1/2 TL Chilipulver oder eine halbe frische Chilischote

Meersalz und Pfeffer nach Belieben

ZUBEREITUNG

1 Sellerie, Paprika und Möhren waschen bzw. schälen, ggf. entkernen und fein hacken. Zusammen mit dem Mais in eine Schüssel geben.

2 Tomaten waschen und vierteln, gemeinsam mit den Walnüssen, getrockneten Tomaten, Chilipulver und Salz in einen Mixer oder eine Küchenmaschine geben und alles fein mixen.

3 Die Chili-Soße nun unter das Gemüse heben und gut durchrühren.

Thai Kokos-Curry

kcal	KJ	E	Fett	KH
376,70	1577,80	4,71	36,27	10,97

ZUTATEN

125 g Nudeln nach Wahl
(z. B. Buchweizen-Nudeln von
Govinda)

1 TL Kokosfett oder Öl

1/2 Zwiebel, geschält

1 Handvoll Brokkoli

1 Möhre

Optional: 3 Stangen grüner
Spargel

Für die Soße:

1 TL Kokosfett

1 kleine Zwiebel, geschält

1 cm Ingwerwurzel, geschält

2 TL rote Currypaste

200 ml Kokosmilch

1 TL Sojasoße

Optional: 1 TL Sambal Olek

Meersalz und Pfeffer nach
Belieben

ZUBEREITUNG

1 Nudeln nach Packungsanleitung gar
kochen. Zwiebel und Ingwer fein würfeln.

2 Kokosfett in einer Pfanne erhitzen,
Zwiebel und Ingwer darin kurz anbraten.

3 Currypaste, Kokosmilch und Sojasoße
dazugeben und für wenige Minuten
köcheln lassen.

4 Derweil in einem kleinen Topf etwas
Kokosfett oder Öl erhitzen und das
kleingeschnittene Gemüse für wenige
Minuten anbraten.

5 Nudeln in eine Schüssel geben, mit
Gemüse und Soße toppen.

Mango-Dal

kcal	KJ	E	Fett	KH
279,25	1171,50	10,15	2,30	54,30

ZUTATEN

1 Mango

400 ml Wasser

150 g Kokosraspel

1/2 Möhre

1/2 Tasse Kichererbsen (vorgekocht)

1/2 TL Kurkuma

1/2 TL Currypulver

1/2 TL Kreuzkümmel

1/2 TL Senfsamen

Meersalz und Pfeffer nach Belieben

Sprossen nach Wahl

ZUBEREITUNG

1 Mango schälen und das Fruchtfleisch in einen Mixer geben.

2 Wasser, Kokosraspel und Gewürze dazugeben und für 2-3 Minuten mixen. Dabei nicht zu warm werden werden lassen. Auf einen tiefen Teller oder in eine Schüssel geben.

3 Möhre fein hacken und zusammen mit den Kichererbsen in das Dal einrühren. Sprossen drüber geben und genießen.

Quinoa-Bowl mit Kichererbsen und Mais

kcal	KJ	E	Fett	KH
1263,90	5294,10	61,09	34,62	167,14

ZUTATEN

200 g Quinoa-Quick (von Govinda) oder normale Quinoa

1/2 rote Zwiebel, geschält

1 Knoblauchzehe, geschält

1 Tomate

150 g Kichererbsen (vorgekocht)

150 g Mais (vorgekocht)

50 g Cranberries

25 g Hanfsamen (ungeschält)

2 EL Hanföl

Frisches Basilikum

Meersalz und Pfeffer nach Belieben

ZUBEREITUNG

1 Quinoa-Quick bzw. Quinoa nach Packungsanleitung zubereiten.

2 Zwiebel und Knoblauch fein hacken. Tomate waschen und grob würfeln.

3 Kichererbsen und Mais in ein Sieb geben und gut abspülen.

4 Quinoa in eine Schüssel geben, alle Zutaten bis auf das Basilikum unterrühren.

5 Mit Salz und Pfeffer abschmecken. Basilikum abwaschen, klein hacken und darüber streuen.

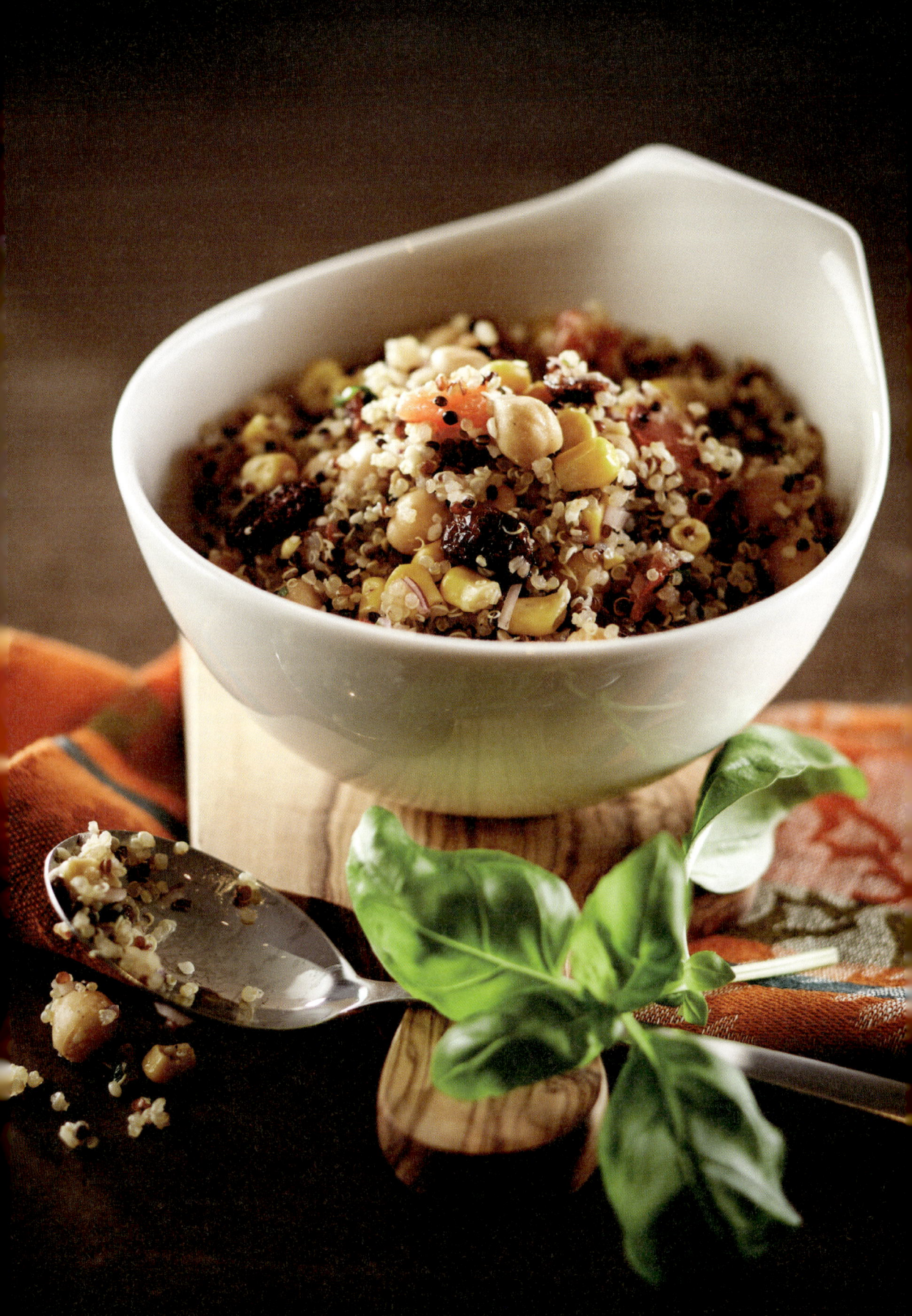

Raw Lasagne

kcal	KJ	E	Fett	KH
868,00	3626,00	25,50	67,30	39,70

ZUTATEN

1 große Zucchini

1 Avocado

10 Basilikumblätter

1 Knoblauchzehe, geschält

1 TL Zitronensaft

Meersalz und Pfeffer nach Belieben

Für die Cashew-Soße:

100 g Cashewkerne (mindestens 2 Stunden in Wasser eingeweicht und abgespült)

2 getrocknete Soft-Tomaten Saft einer halben Zitrone Meersalz nach Belieben

ZUBEREITUNG

1 Zucchini waschen und mit einem Sparschäler längs in Scheiben schneiden.

2 Für die Cashew-Soße die Cashewkerne, Tomaten, Zitronensaft und Salz zusammen im Mixer pürieren.

3 Avocado entkernen. Das Fruchtfleisch zusammen mit Basilikum, Knoblauch und Zitronensaft in einer Küchenmaschine zu einem Pesto verarbeiten. Mit Salz und Pfeffer abschmecken.

4 Abwechselnd Zucchinischeiben, Cashewsoße und Pesto übereinander stapeln bzw. streichen und sofort genießen.

SUPPEN

IO-I5
Minuten

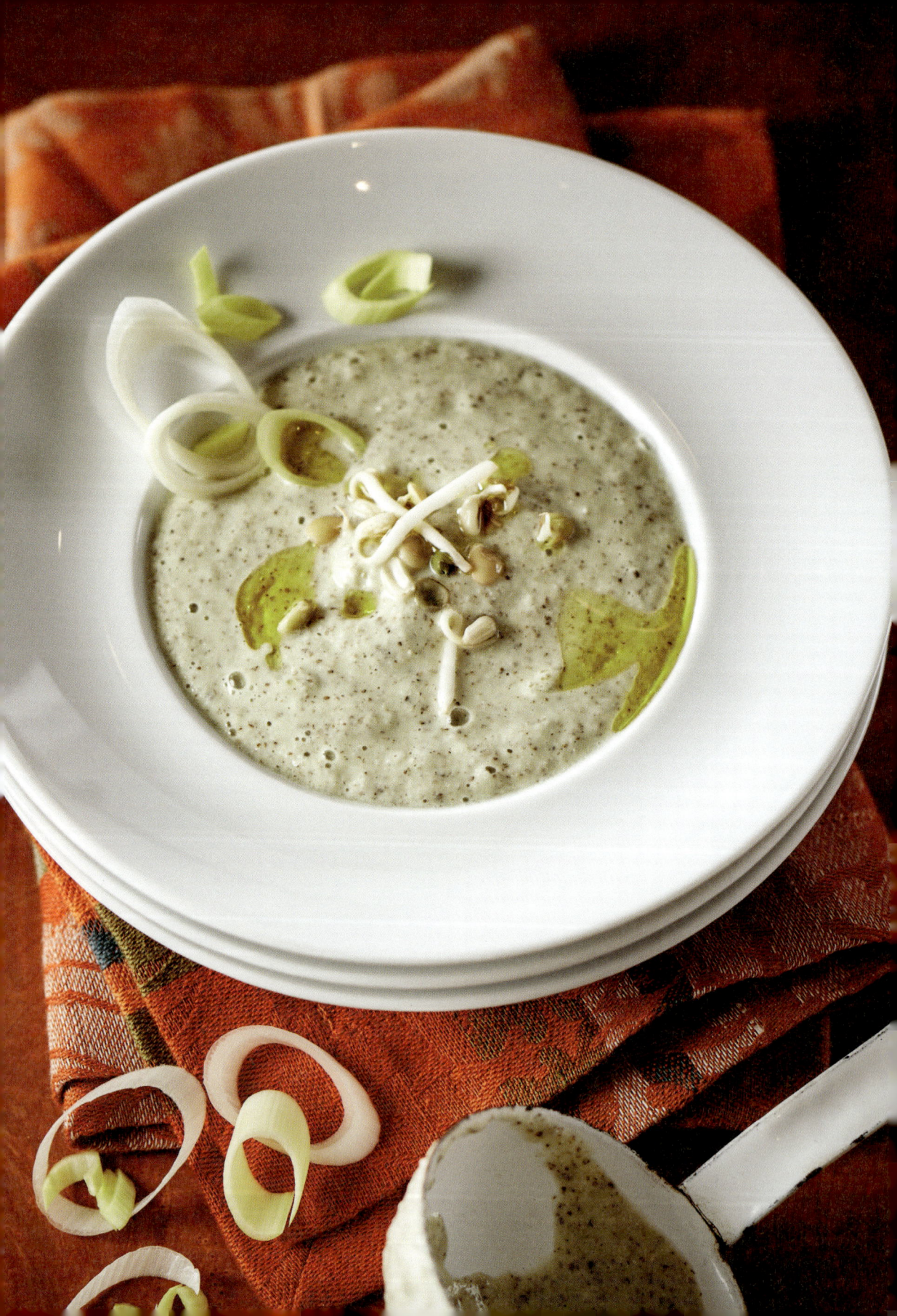

Spargel-Lauch-Cashew-Suppe

kcal	KJ	E	Fett	KH
947,70	3938,30	36,31	68,37	38,95

ZUTATEN

500 g weißer Spargel

50 g Chiasamen

250 ml stilles Wasser

3 Stangen Lauch

100 g Cashewkerne

250 ml Wasser

1 EL Hanföl

Meersalz und Pfeffer nach Belieben

Frische Sprossen nach Wahl

ZUBEREITUNG

1 Spargel schälen und die holzigen Enden entfernen.

2 Spargel in Salzwasser für ca. 10-15 Minuten köcheln lassen bis, er gar ist.

4 50 g Chiasamen in 250 ml stilles Wasser rühren und mindestens 10 Minuten quellen lassen. Ab und zu umrühren.

5 Inzwischen Lauch gut waschen und in grobe Ringe schneiden.

6 250 ml Wasser und alle Zutaten außer Hanföl, Salz und Pfeffer in einen Mixer geben und zu einer glatten Masse pürieren.

7 Mit Hanföl, Salz und Pfeffer abschmecken, mit Sprossen toppen.

Chia-Gazpacho

kcal	KJ	E	Fett	KH
338,50	1411,70	13,52	22,48	15,82

ZUTATEN

2 große Tomaten

30 g Cashewkerne

200 ml Wasser

3 EL Chiasamen

Optional 4 Basilikumblätter

Meersalz und Pfeffer nach Belieben

ZUBEREITUNG

1 Tomaten waschen und vierteln, Basilikumblätter waschen.

2 Alle Zutaten in den Mixer geben und gut durchmixen.

Paprika-Kokos-Chia-Suppe

kcal	KJ	E	Fett	KH
516,40	2140,40	19,90	35,22	23,15

ZUTATEN

2 rote Paprikaschoten

100 ml Kokosmilch

1 Stange Staudensellerie

1/2 Stange Lauch

1/2 Chili

4 cm Ingwer

1 TL Kurkuma

50 g Chiasamen

Meersalz und Pfeffer nach Belieben

OPTIONAL

frischer Koriander und/oder Sprossen

ZUBEREITUNG

1 Gemüse waschen und kleinschneiden.

2 Alle Zutaten in den Mixer geben und mindestens 7 Minuten mixen.

3 Die Suppe in eine Schüssel geben und Chiasamen unterrühren.

4 Mit Salz und Pfeffer abschmecken. Optional frischen Koriander und/oder Sprossen auf die Suppe geben.

ANMERKUNG

Für dieses Gericht braucht man einen leistungsstarken Mixer.

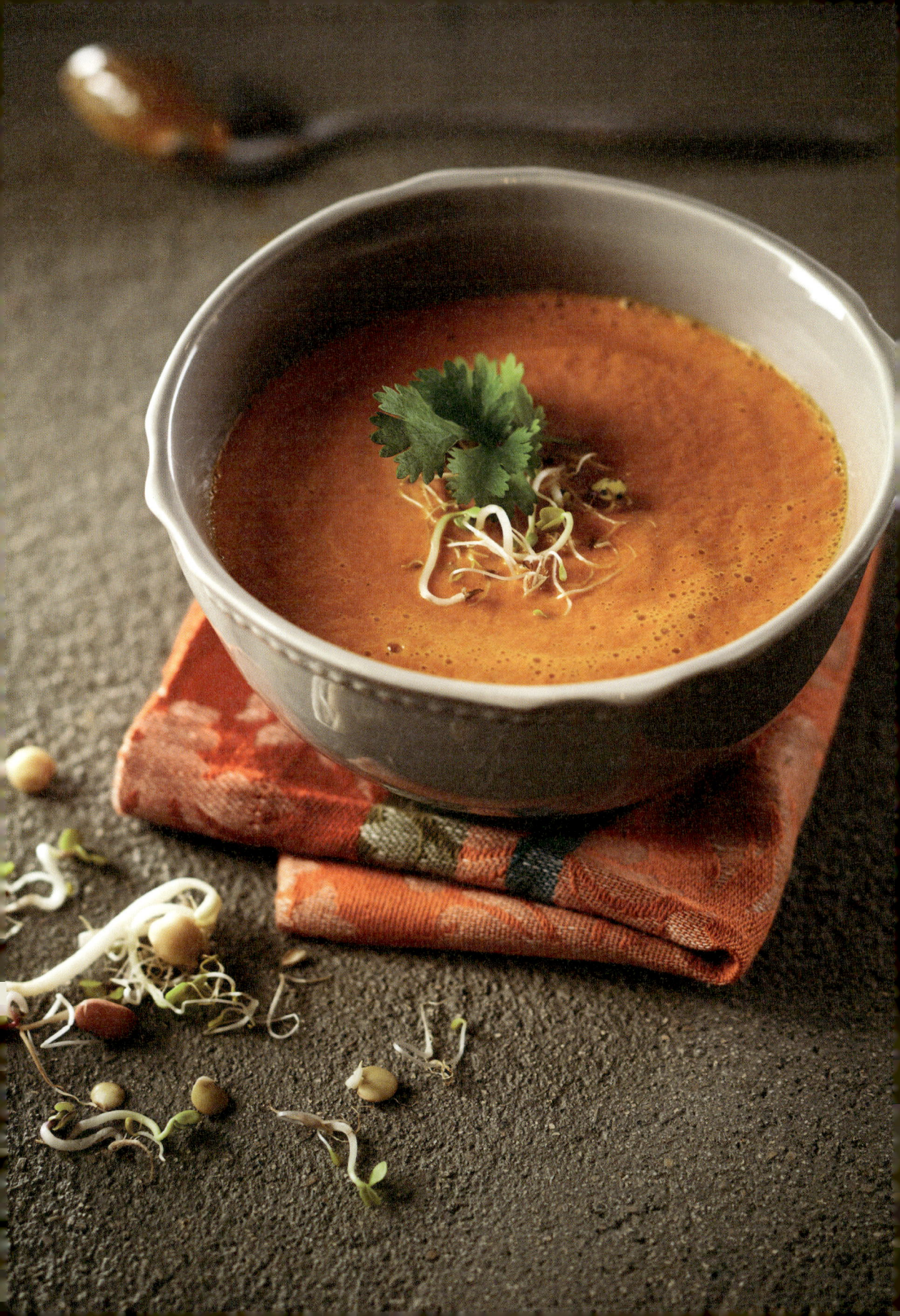

Sellerie-Chia-Cashew-Suppe

kcal	KJ	E	Fett	KH
659,50	2733,50	32,00	39,20	36,10

ZUTATEN

4 Stangen Staudensellerie

1/2 Knoblauchzehe, geschält

50 g Cashewkerne

250 ml Wasser

5 EL Chiasamen

Meersalz und Pfeffer nach Belieben

ZUBEREITUNG

1 Sellerie waschen und in grobe Stücke schneiden. Knoblauch grob hacken.

2 Alle Zutaten außer den Chiasamen in den Mixer geben und für mindestens 5 Minuten mixen, bis die Suppe warm ist.

3 Chiasamen unterrühren und 10 Minuten quellen lassen.

Karotten-Cashew-Suppe

kcal	KJ	E	Fett	KH
596,00	2495,00	18,20	42,40	35,30

ZUTATEN

2 große Möhren

100 g Cashewkerne

150 ml Wasser

Sprossen

Meersalz und Pfeffer nach Belieben

ZUBEREITUNG

1 Möhren evtl. schälen (bei Bio-Möhren nicht nötig) und grob würfeln.

2 Alle Zutaten in den Mixer geben und gut durchmixen. Mit Sprossen garnieren.

SALATE

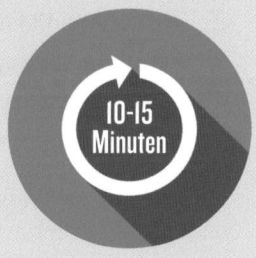

10-15
Minuten

Rohköstlicher Blumenkohl-Salat

kcal	KJ	E	Fett	KH
428,00	1790,70	10,87	32,02	19,48

ZUTATEN

- 1/2 Blumenkohl
- 2 Tomaten
- 1 Paprikaschote nach Wahl
- 1 kleine rote Zwiebel, geschält
- 1 Knoblauchzehe, geschält
- 10 entsteinte Oliven nach Wahl
- 1/2 Bund frische Petersilie
- 1 Handvoll frische Minze
- 3 EL Zitronensaft
- 3 EL Hanföl
- 1/2 TL Kümmel (gemahlen)
- Meersalz und Pfeffer nach Belieben

ZUBEREITUNG

1 Blumenkohl vom Strunk befreien und waschen. In einer Küchenmaschine hacken, bis die Konsistenz an Couscous erinnert.

2 Tomaten waschen und klein würfeln. Paprika waschen, entkernen und ebenfalls fein hacken, zusammen mit dem Blumenkohl in eine Schüssel geben.

3 Zwiebel und Knoblauch fein hacken, Oliven grob hacken.

4 Petersilie und Minze waschen, trocknen und grob hacken.

5 Alles zusammen mit Zitronensaft, Hanföl, Salz und Kümmel zum Blumenkohl in die Schüssel geben und gut durchrühren.

Rote-Bete-Apfel-Salat

kcal	KJ	E	Fett	KH
118,00	495,00	3,50	1,00	31,40

ZUTATEN

- 2 Rote Beten (ungekocht)
- 1 Apfel
- Zitronensaft
- 1 TL Hanföl
- 1 EL Hanfsamen zum Garnieren
- Meersalz und Pfeffer nach Belieben

ZUBEREITUNG

1 Rote Beten schälen und grob raspeln.

2 Apfel vom Stiel befreien, entkernen und ebenfalls grob raspeln.

3 Alle Zutaten in eine Schüssel geben und gut durchrühren.

4 Mit Hanfsamen toppen

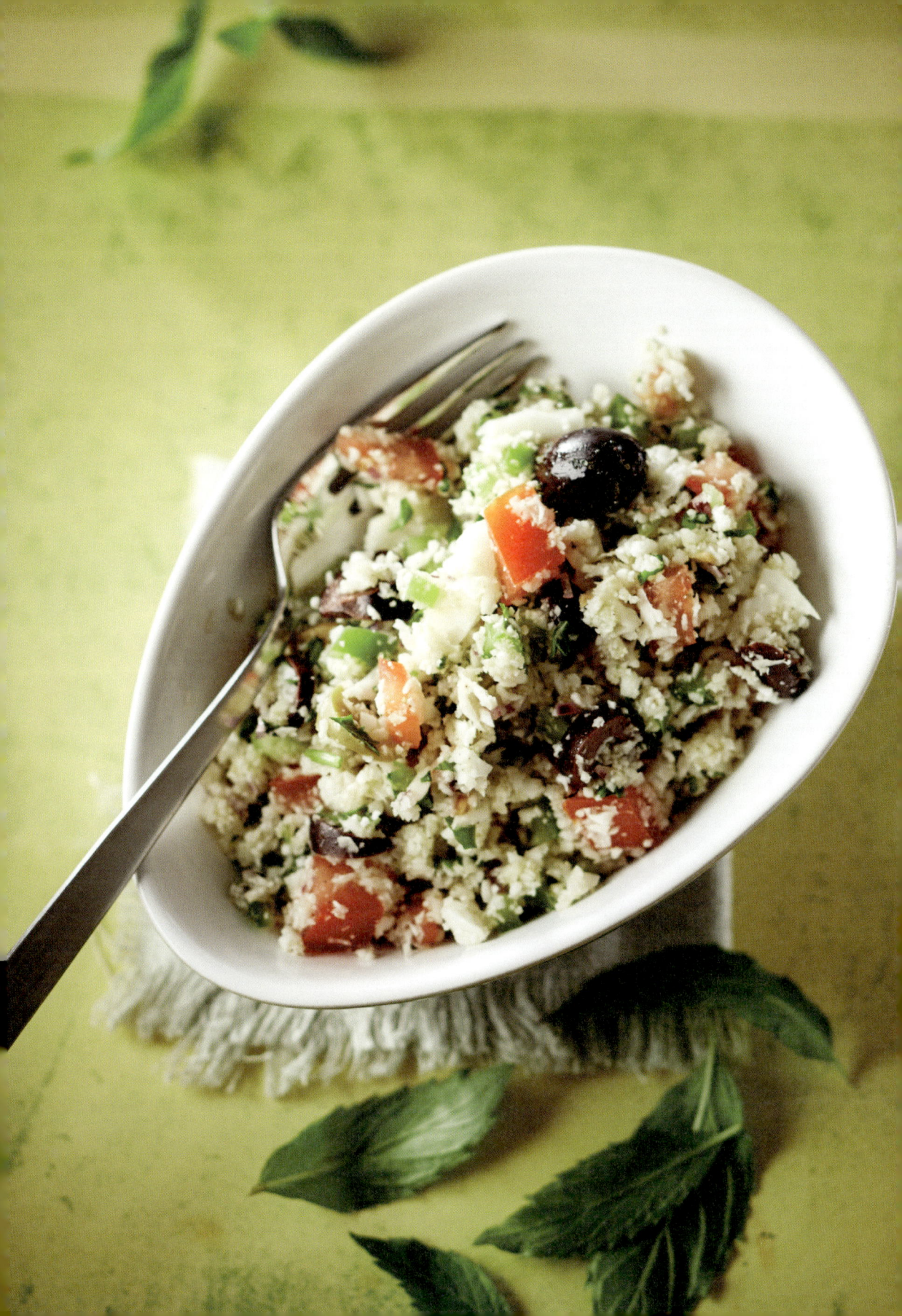

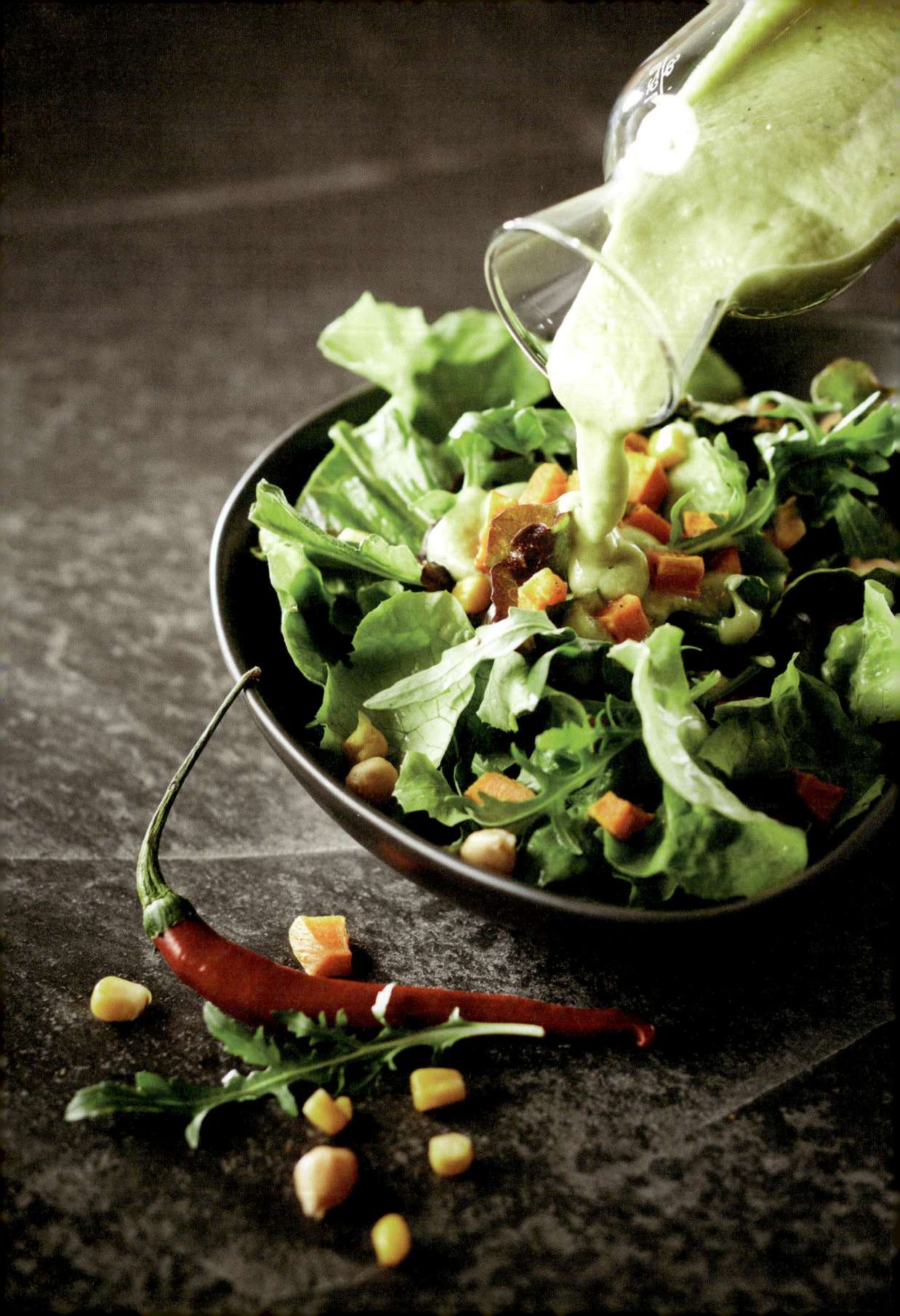

Süßkartoffel-Kichererbsen-Salat mit Avocadodressing

kcal	KJ	E	Fett	KH
657,00	2747,00	15,30	25,80	91,80

ZUTATEN

2 Süßkartoffeln

1 TL Hanföl

1/2 TL Kreuzkümmel

1/2 TL Chili

Meersalz und Pfeffer nach Belieben

Blattsalat nach Wahl

100 g Mais (vorgekocht)

100 g Kichererbsen (vorgekocht)

Für das Dressing:

1 Avocado

150 ml Wasser

1/2 Knoblauchzehe, geschält

Saft einer halben Zitrone

Meersalz und Pfeffer nach Belieben

ZUBEREITUNG

1 Ofen auf 200° C vorheizen.

2 Süßkartoffeln schälen und fein würfeln (ca. 0,5 cm Durchmesser).

3 Hanföl, Kreuzkümmel, Chili, Salz und Pfeffer in einer Schüssel verrühren.

4 Süßkartoffelwürfel in der Marinade wälzen und anschließend in einer Lage auf ein mit Backpapier ausgelegtes Backblech geben, für ca. 15 Minuten backen.

5 Das Fruchtfleisch der Avocado mit Wasser, Knoblauchzehe, Zitronensaft und Salz in einer Küchenmaschine zu einem sämigen Dressing mixen.

6 Salat, Mais und gewaschene Kichererbsen in eine Schüssel geben, mit Süßkartoffeln toppen und das Dressing darüber geben.

Kichererbsen-Sellerie-Salat

kcal	KJ	E	Fett	KH
396,40	1653,30	15,64	24,81	27,38

ZUTATEN

I Dose Kichererbsen
(240 g Abtropfgewicht)

2 Stangen Staudensellerie

I Frühlingszwiebel

I große Gewürzgurke

I Avocado

I EL Senf

Saft einer halben Zitrone

Meersalz und Pfeffer nach Belieben

OPTIONAL

Knoblauch und Cayennepfeffer

ZUBEREITUNG

1 Kichererbsen waschen und abtropfen lassen. Anschließend in eine Schüssel geben und mit einer Gabel zerdrücken.

2 Sellerie und Frühlingszwiebel waschen und fein würfeln. Gewürzgurke ebenfalls fein würfeln.

3 Avocado entkernen, das Fruchtfleisch auslöffeln und ebenfalls mit einer Gabel zerdrücken.

4 Alle Zutaten in einer Schüssel gut durchmischen und genießen.

Weiße-Bohnen-Salat

kcal	KJ	E	Fett	KH
386,70	1619,40	22,12	1,23	64,49

ZUTATEN

I große Dose weiße Bohne

I/2 rote Zwiebel, geschält

I Knoblauchzehe, geschält

I EL Hanföl

Saft einer I/2 Zitrone

Meersalz und Pfeffer nach Belieben Optional: I/2 Handvoll Basilikum Optional: I/2 Handvoll Oliven

ZUBEREITUNG

1 Bohnen in ein Sieb geben und gut abspülen.

2 Zwiebeln und Knoblauch fein würfeln.

3 Alle Zutaten in eine Schüssel geben, durchrühren und für mindestens 1 Stunde ziehen lassen.

RIEGEL/KUGELN

Chia-Dattel-Kugeln

kcal	KJ	E	Fett	KH
2001,00	8353,90	35,02	93,67	238,49

ZUTATEN

250 g Medjoul-Datteln (entkernt)

150 g Erdmandelmehl

100 g Cashewkerne

3 EL Chiasamen

Optional I EL Zitronensaft

Kokosraspel zum Wälzen

ZUBEREITUNG

1 Datteln grob hacken.

2 Alle Zutaten mit Ausnahme der Kokosraspel in einen Mixer geben und gut durchmixen.

3 Masse mit feuchten Händen zu Kugeln formen.

4 Kugeln in Kokosraspel wälzen.

Chia-Maca-Kakao-Kugeln

kcal	KJ	E	Fett	KH
1466,60	6119,40	37,88	37,10	231,84

ZUTATEN

300 g Medjoul-Datteln (entkernt)

100 g Chiasamen

2 EL Kakaopulver

2 EL Maca

2 EL Agavendicksaft

ZUBEREITUNG

1 Die Hälfte der Chiasamen beiseitestellen. Alle anderen Zutaten in den Mixer geben und gut durchmixen.

2 Masse mit feuchten Händen zu Kugeln formen.

3 Die restlichen Chiasamen in einen tiefen Teller geben und die Kugeln darin wälzen.

Chia-Erdmandel-Kakao-Kugeln

kcal	KJ	E	Fett	KH
940,00	3932,00	16,40	49,50	75,80

ZUTATEN

100 g Medjoul-Datteln (entkernt)

50 g Mandeln

50 g Walnüsse

1 EL Chiasamen

1 EL Hanfprotein (oder geschälte Hanfsamen)

1 EL Kakaopulver

1 EL Erdmandelmehl

1 EL Kokosnussöl

ZUBEREITUNG

1 Datteln grob hacken.

2 Alle Zutaten in den Mixer geben und gut durchmixen.

3 Masse mit feuchten Händen zu Kugeln formen. Optional in Kokosflocken, Chiasamen oder Erdmandelmehl wälzen, damit sie weniger zusammenkleben.

Rohköstliche Sesam-Kugeln

kcal	KJ	E	Fett	KH
1069,00	4466,30	22,17	32,06	166,32

ZUTATEN

100 g Medjoul-Datteln (entkernt)

100 g Mandeln

2 EL Tahini

2 EL Kakaonibs

1 Prise Meersalz

ZUBEREITUNG

1 Datteln in einer Küchenmaschine klein-hacken.

2 Alle anderen Zutaten dazugeben und fein schreddern.

3 Aus der Masse mit feuchten Händeln Kugeln formen und diese vor dem Verzehr mindestens 1 Stunde im Kühlschrank lagern.

Chia-Cranberry-Riegel

kcal	KJ	E	Fett	KH
2106,60	8792,00	42,64	86,94	238,82

ZUTATEN

300 g Medjoul Datteln
(entkernt)

100 g Mandeln
(am besten über Nacht in
Wasser eingeweicht)

100 g Chiasamen

40 g Cranberries

2 EL Erdmandelmehl

2 EL Agavendicksaft

ZUBEREITUNG

1 Datteln grob hacken

2 Alle Zutaten in einen Mixer geben und gut durchmixen. Wenn die Masse zu trocken ist, noch etwas Agavendicksaft hinzugeben.

3 Masse gleichmäßig auf ein Holzbrett streichen und in Riegel schneiden. Alternativ mit feuchten Händen Kugeln formen.

4 In einem luftdicht verschließbaren Behälter aufbewahren.

TIPP FÜR UNTERWEG

In Erdmandelmehl wälzen bzw. damit bestäuben, dann kleben die Riegel bzw. Bällchen weniger aneinander.

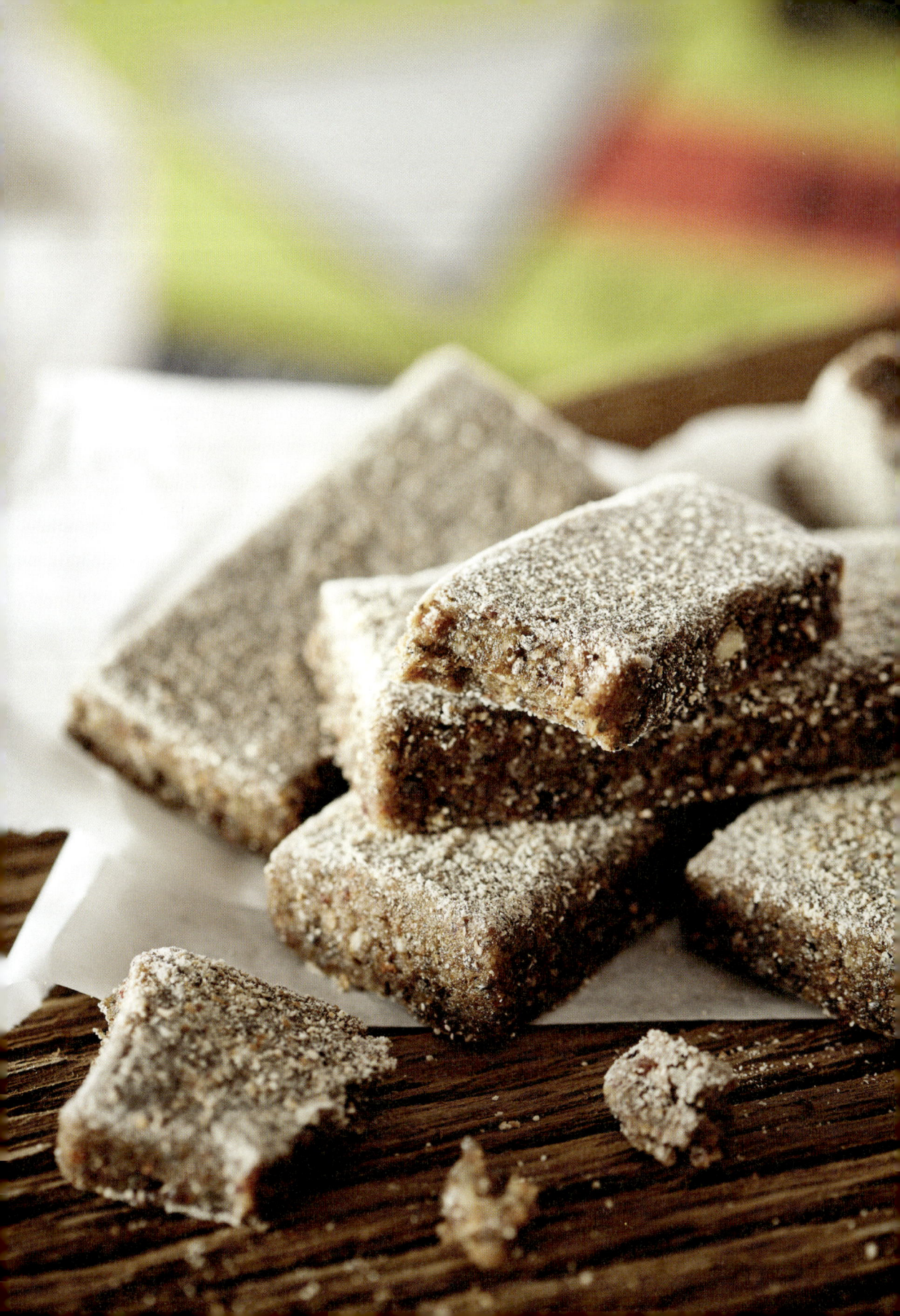

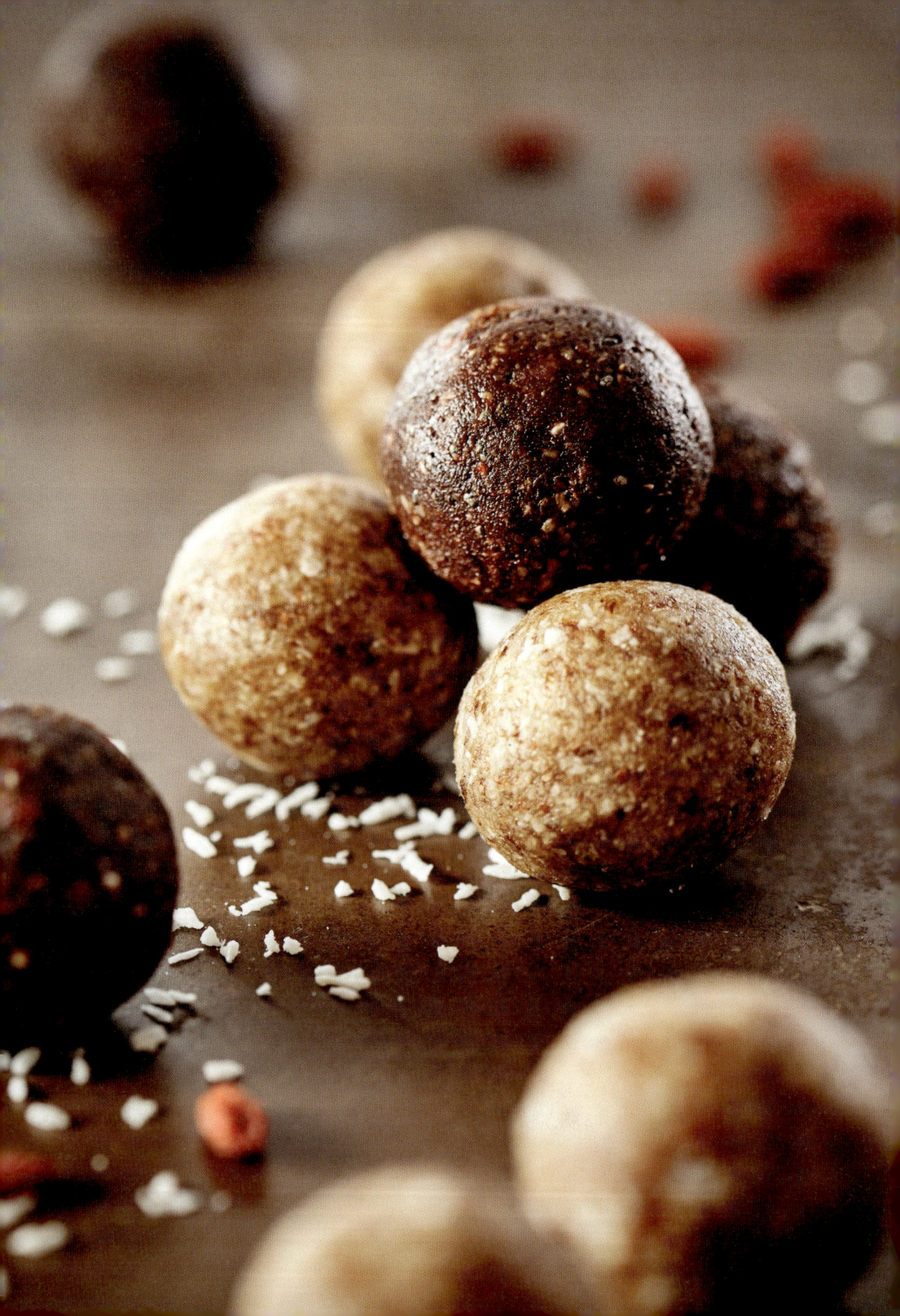

Goji-Kakao-Kugeln

kcal	KJ	E	Fett	KH
1069,00	4466,30	22,17	32,06	166,32

ZUTATEN

200 g Medjoul-Datteln (entkernt)

50 g Sonnenblumenkerne

50 g Cashewkerne

25 g Kakaopulver

25 g Kokosflocken

1 TL Kokosöl

1/2 TL Vanilleextrakt

1 Prise Salz

25 g Gojibeeren

25 g Chiasamen

ZUBEREITUNG

1 Datteln in einer Küchenmaschine klein-hacken.

2 Alle anderen Zutaten dazugeben und fein schreddern.

3 Aus der Masse mit feuchten Händeln Kugeln formen und diese vor dem Verzehr mindestens 1 Stunde im Kühlschrank lagern.

Rohköstliche Zitronen-Kugeln

kcal	KJ	E	Fett	KH
1050,80	4396,00	17,20	49,70	101,88

ZUTATEN

150 g Medjoul-Datteln (entkernt)

100 g Mandeln

75 g Kokosflocken

1 TL Zitronenabrieb

1 TL Vanilleextrakt

2 TL Zitronensaft

1 Prise Meersalz

ZUBEREITUNG

1 Datteln in einer Küchenmaschine klein-hacken.

2 Alle anderen Zutaten dazugeben und fein schreddern.

3 Aus der Masse mit feuchten Händeln Kugeln formen und diese vor dem Verzehr mindestens 1 Stunde im Kühlschrank lagern.

GELE/GETRÄNKE

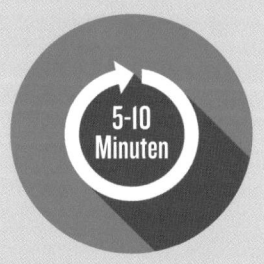

5-10
Minuten

Orange-Chia-Fresca

kcal	KJ	E	Fett	KH
217,80	900,40	6,24	6,68	30,08

ZUTATEN

500 ml Kokoswasser
(z. B. von Dr. Goerg)

1 Orange

2 EL Chiasamen

Optional: 5 Eiswürfel

ZUBEREITUNG

1 Orange auspressen.

2 Alle Zutaten im Mixer gut durchmixen.

3 Vor dem Trinken mindestens 10 Minuten warten, damit die Chiasamen quellen können.

Chia-Kokos-Ingwer-Drink

kcal	KJ	E	Fett	KH
139,90	572,00	4,49	6,36	14,58

ZUTATEN

500 ml Kokoswasser
(z. B. von Dr. Goerg)

1 TL Ingwer, geschält und gewürfelt

1 EL Limettensaft
(frisch gepresst)

2 EL Chiasamen

ZUBEREITUNG

1 Alle Zutaten im Mixer gut durchmixen.

2 Vor dem Trinken mindestens 10 Minuten warten, damit die Chiasamen quellen können.

Chia-Mango-Kokos-Drink

kcal	KJ	E	Fett	KH
304,80	1266,40	6,04	7,78	50,98

ZUTATEN

500 ml Kokoswasser
(z. B. von Dr. Goerg)

1 Mango

2 EL Chiasamen

OPTIONAL

5 Eiswürfel

ZUBEREITUNG

1 Mango schälen und im Mixer pürieren.

2 Kokoswasser und Chiasamen dazugeben und gut durchmixen.

3 Vor dem Trinken mindestens 10 Minuten warten, damit die Chiasamen quellen können.

Datorade

kcal	KJ	E	Fett	KH
1108,00	4640,00	8,00	2,00	260,80

ZUTATEN

1 Liter stilles Wasser

20 Medjoul-Datteln (entkernt)

OPTIONAL

2 Bananen
(am besten gefroren)

5 Tropfen Vanilleextrakt

ZUBEREITUNG

1 Alle Zutaten in einen Mixer geben und für 1-2 Minuten gut durchmixen.

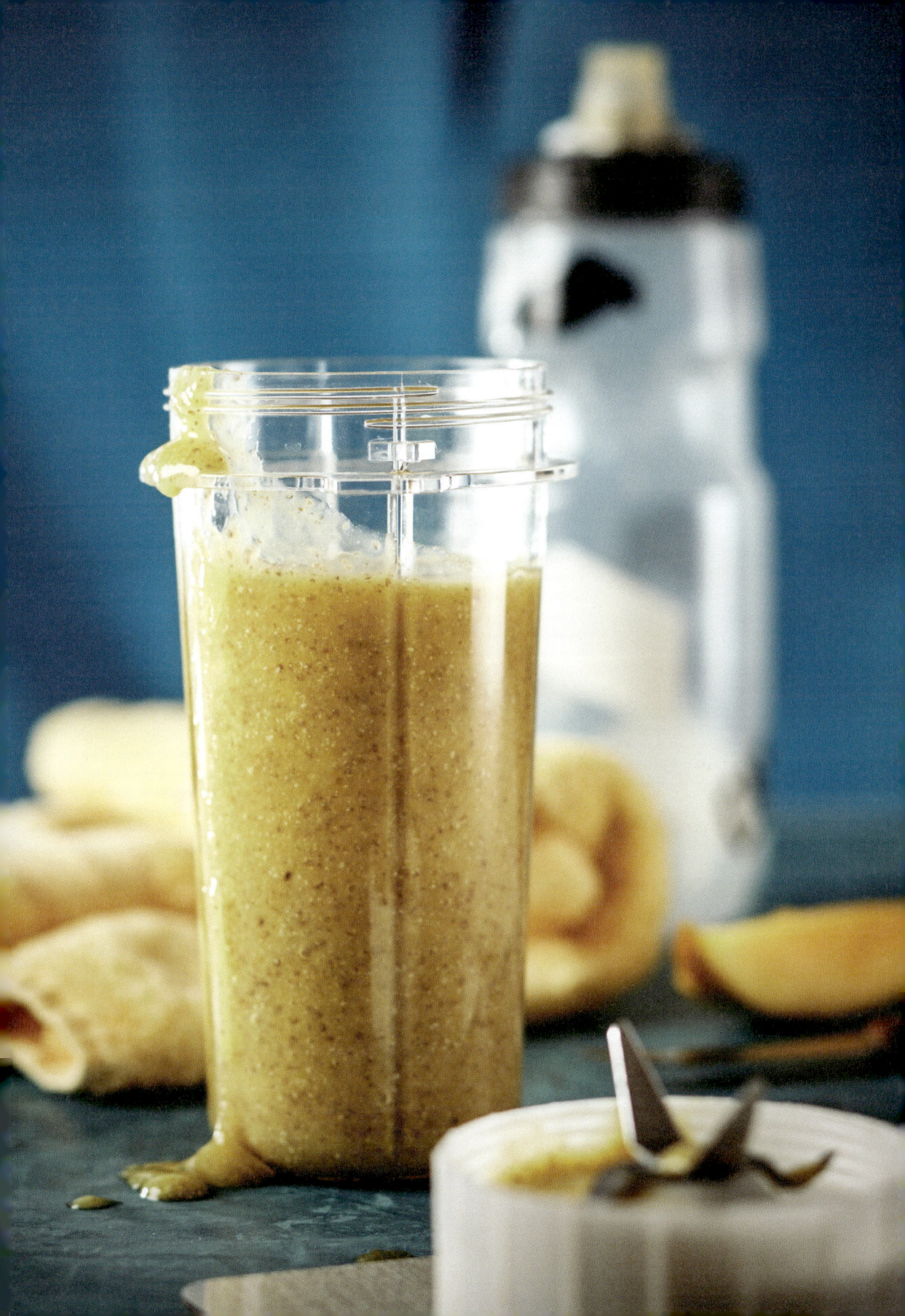

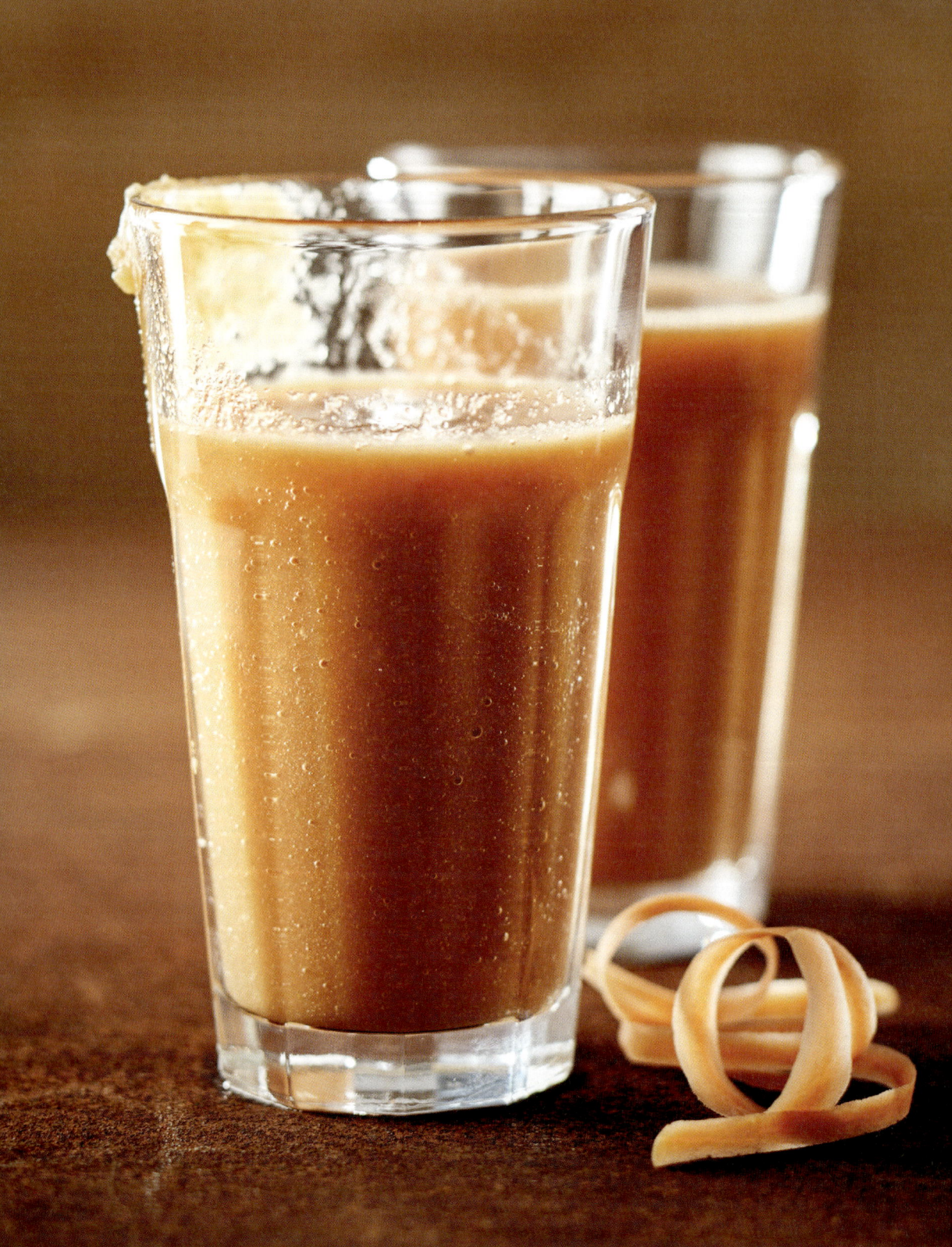

Apfel-Karotte-Ingwer-Drink

kcal	KJ	E	Fett	KH
395,80	1651,80	4,75	3,74	84,80

ZUTATEN

500 ml Kokoswasser
(z. B. von Dr. Goerg)

5 Äpfel

5 Möhren

3 cm Ingwer, geschält

ZUBEREITUNG

1 Äpfel entkernen, Möhren waschen und ggf. Schälen (wenn nicht Bio).

2 Alle Zutaten zusammen mit 500 ml Wasser gut durchmixen.

PUDDINGS

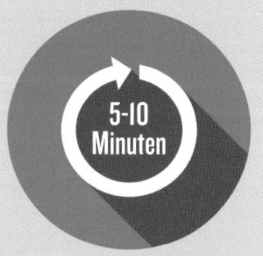

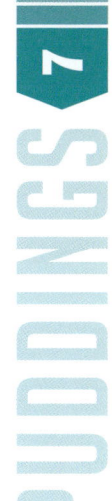

Superfoods-Pudding

kcal	KJ	E	Fett	KH
556,20	2313,80	15,84	21,06	66,65

ZUTATEN

400 ml Nussdrink nach
Belieben (z. B. von Natumi)

1 Apfel

50 g Chiasamen

2 EL Kakaonibs

2 EL Gojibeeren

4 EL gepoppter Amaranth

ZUBEREITUNG

1 Apfel entkernen und fein würfeln.

2 Alle Zutaten in einer Schüssel verrühren.

3 Mindestens 10 Minuten (besser über Nacht) ruhen lassen. Noch einmal gut durchrühren, genießen.

Chia-Banane-Kokos-Pudding

kcal	KJ	E	Fett	KH
1199,00	5004,00	19,80	88,20	79,65

ZUTATEN

400 ml Kokosmilch

5 Medjoul-Datteln (entkernt)

5 Tropfen Vanilleextrakt

50 g Chiasamen

ZUBEREITUNG

1 Alle Zutaten außer Chiasamen in den Mixer geben und kurz durchmixen.

2 In eine Schüssel geben und die Chiasamen sorgfältig unterrühren. Vor dem Verzehr mindestens 10 Minuten quellen lassen.

Chia-Acai-Kokos-Pudding

kcal	KJ	E	Fett	KH
1120,80	4677,00	19,80	88,10	60,53

ZUTATEN

400 ml Kokosmilch

1 Banane

2 EL Acaipulver

2 Medjoul-Datteln (entkernt)

50 g Chiasamen

ZUBEREITUNG

1 Banane schälen und grob würfeln, Datteln grob hacken.

2 Alle Zutaten außer den Chiasamen in einen Mixer geben und gut durchmixen.

3 In eine Schüssel geben und die Chiasamen sorgfältig unterrühren. Vor dem Verzehr mindestens 10 Minuten quellen lassen.

Avocado-Schoko-Traum

kcal	KJ	E	Fett	KH
586,00	2452,00	5,10	24,20	85,60

ZUTATEN

1 Avocado

1 Banane

100 g Medjoul-Datteln (entkernt)

2 EL Kakaopulver

250 ml stilles Wasser

10 g gepoppter Amaranth

OPTIONAL

Kakaonibs

ZUBEREITUNG

1 Avocado entkernen und das Fruchtfleisch mit einem Löffel entnehmen.

2 Alle Zutaten in einen Hochleistungsmixer geben und zu einer cremigen Masse mixen. Auf Wunsch mit Kakaonibs dekorieren.

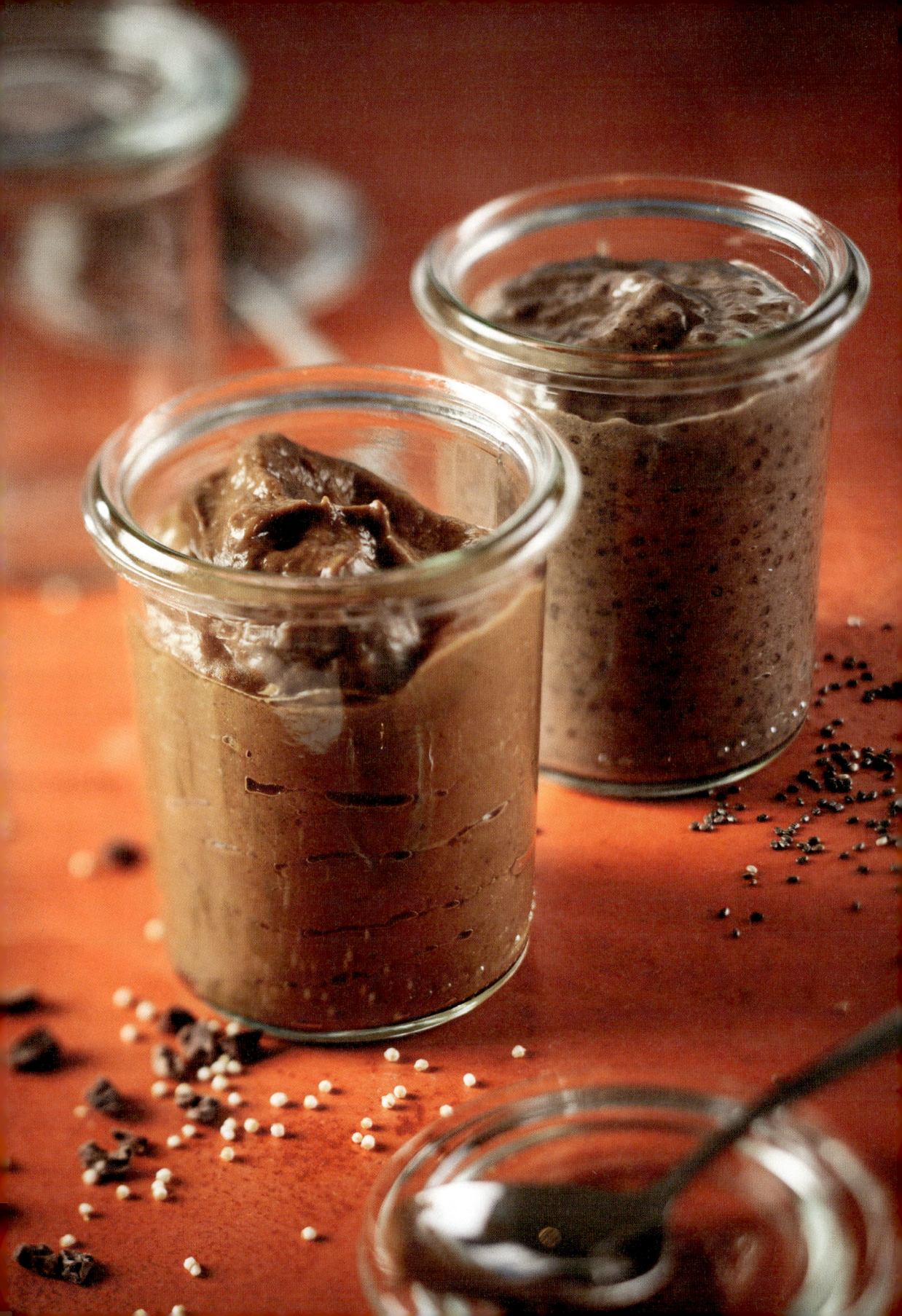

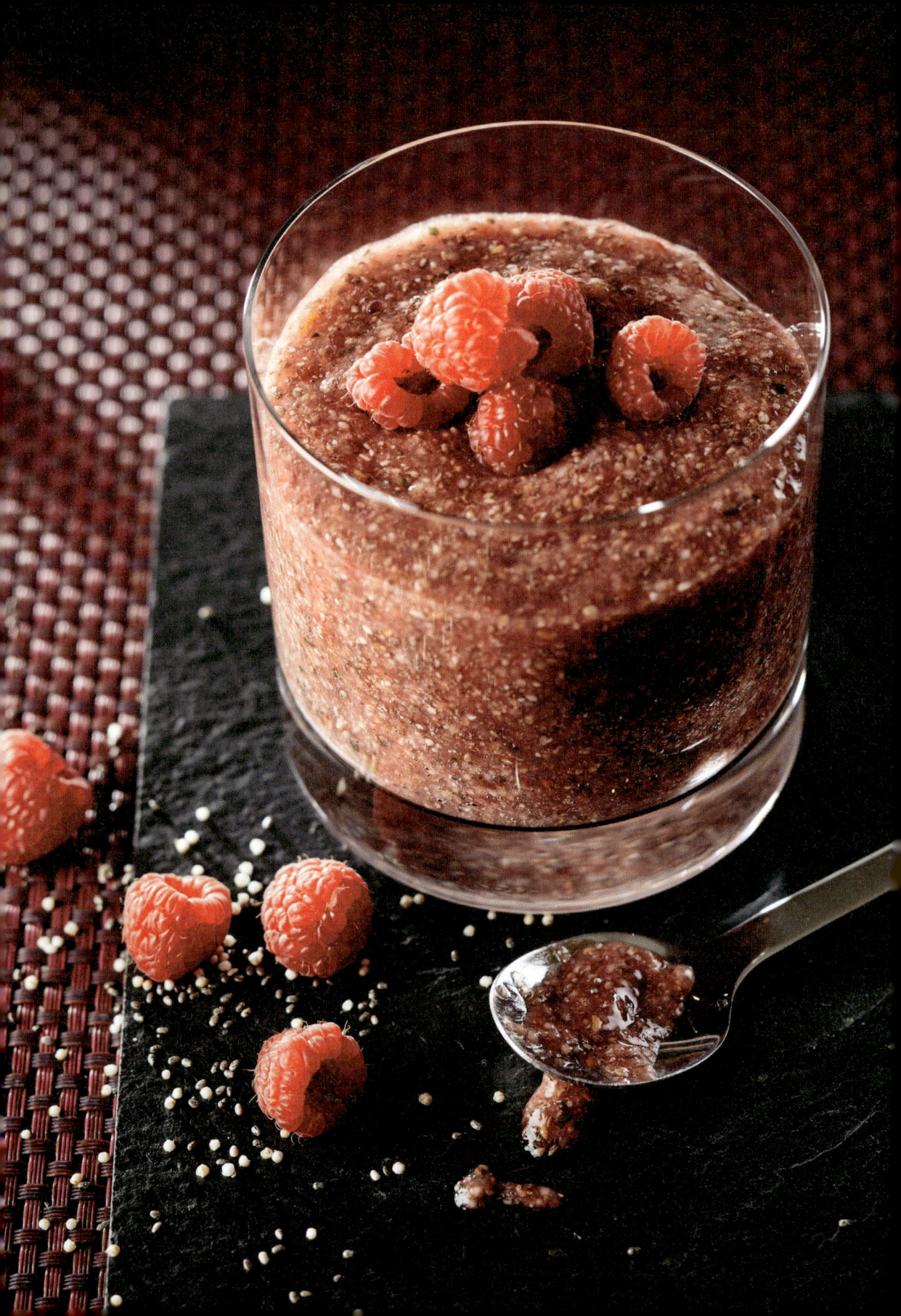

Chia-Kokos-Himbeer-Pudding

kcal	KJ	E	Fett	KH
770,30	3210,00	15,90	60,90	36,03

ZUTATEN

250 ml Kokosmilch

50 g Chiasamen

250 ml stilles Wasser

100 g Himbeeren (am besten TK)

10 EL gepoppter Amaranth

2 Medjoul-Datteln (entkernt)

5 Minzblätter

ZUBEREITUNG

1 50 g Chiasamen in 250 ml stilles Wasser geben und mindestens 10 Minuten quellen lassen. Ab und zu umrühren.

2 Datteln grob hacken, Minzblätter waschen und trocknen.

3 Alle Zutaten in einen Mixer geben und kurz durchmixen.

Chia-Vanille-Kakao-Pudding

kcal	KJ	E	Fett	KH
792,20	3301,00	15,70	52,60	58,97

ZUTATEN

200 ml Kokosmilch

100 ml Wasser

1 TL Lucuma

3 Medjoul-Datteln (entkernt)

3 Tropfen Vanilleextrakt oder 1/4 TL Bourbonvanille

50 g Chiasamen

1 EL Kakaonibs

1 Apfel, kleingeschnitten

1 EL Cranberries

ZUBEREITUNG

1 Alle Zutaten mit Ausnahme der Chiasamen in einen Mixer geben und gut durchmixen.

2 Chiasamen einrühren und mindestens 15 Minuten quellen lassen, gelegentlich umrühren.

3 Mit Kakaonibs, Apfelstückchen und Canberries toppen.

MÜSLIS/BREAKFAST-BOWLS

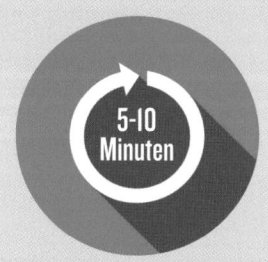

5-10 Minuten

Mango-Heidelbeer-Bowl

kcal	KJ	E	Fett	KH
501,00	2088,00	13,80	19,40	59,95

ZUTATEN

I Mango

200 g Himbeeren (TK)

200 ml Pflanzendrink
(z. B. von Natumi)

50 g Chiasamen

200 ml Wasser

I Prise Salz

ZUBEREITUNG

1 Mango schälen und grob würfeln.

2 Alle Zutaten in einen Mixer geben und durchmixen.

3 Mit Obst und Nüssen oder Kokosflocken, Trockenfrüchten etc. nach Wahl garnieren.

Hafer-Goji-Porridge

kcal	KJ	E	Fett	KH
722,40	3012,30	18,86	18,26	116,93

ZUTATEN

150 g Haferflocken Kleinblatt

Prise Zimt

2 EL Chiasamen

I EL Gojibeeren

I EL Walnuss

200 ml Pflanzendrink nach
Wahl (z. B. von Natumi)

ZUBEREITUNG

1 Haferflocken in Pflanzendrink einrühren und mindestens 5 Minuten quellen lassen.

2 Alle anderen Zutaten unterrühren und genießen.

Amaranth-Mango-Porridge

kcal	KJ	E	Fett	KH
233,30	978,60	3,76	3,83	44,95

ZUTATEN

1/2 Mango

200 ml Pflanzendrink
(z. B. von Natumi)

10 g gepoppter Amaranth

1/2 TL Zimt

2 EL Kokosflocken

1 Prise Salz

ZUBEREITUNG

1 Mango schälen und klein würfeln.

2 Alle Zutaten in eine Schüssel geben, durchrühren und genießen.

Chia-Goji-Breakfast-Bowl

kcal	KJ	E	Fett	KH
282,90	1177,80	7,01	9,26	38,78

ZUTATEN

1 Apfel

2 EL Chiasamen

1 EL Gojibeeren

1 EL Kokosflocken

1 Prise Zimt

200 ml Pflanzendrink nach
Wahl (z. B. von Natumi)

ZUBEREITUNG

1 Alle Zutaten in eine Schüssel geben und vor dem Verzehr mindestens 10 Minuten quellen lassen.

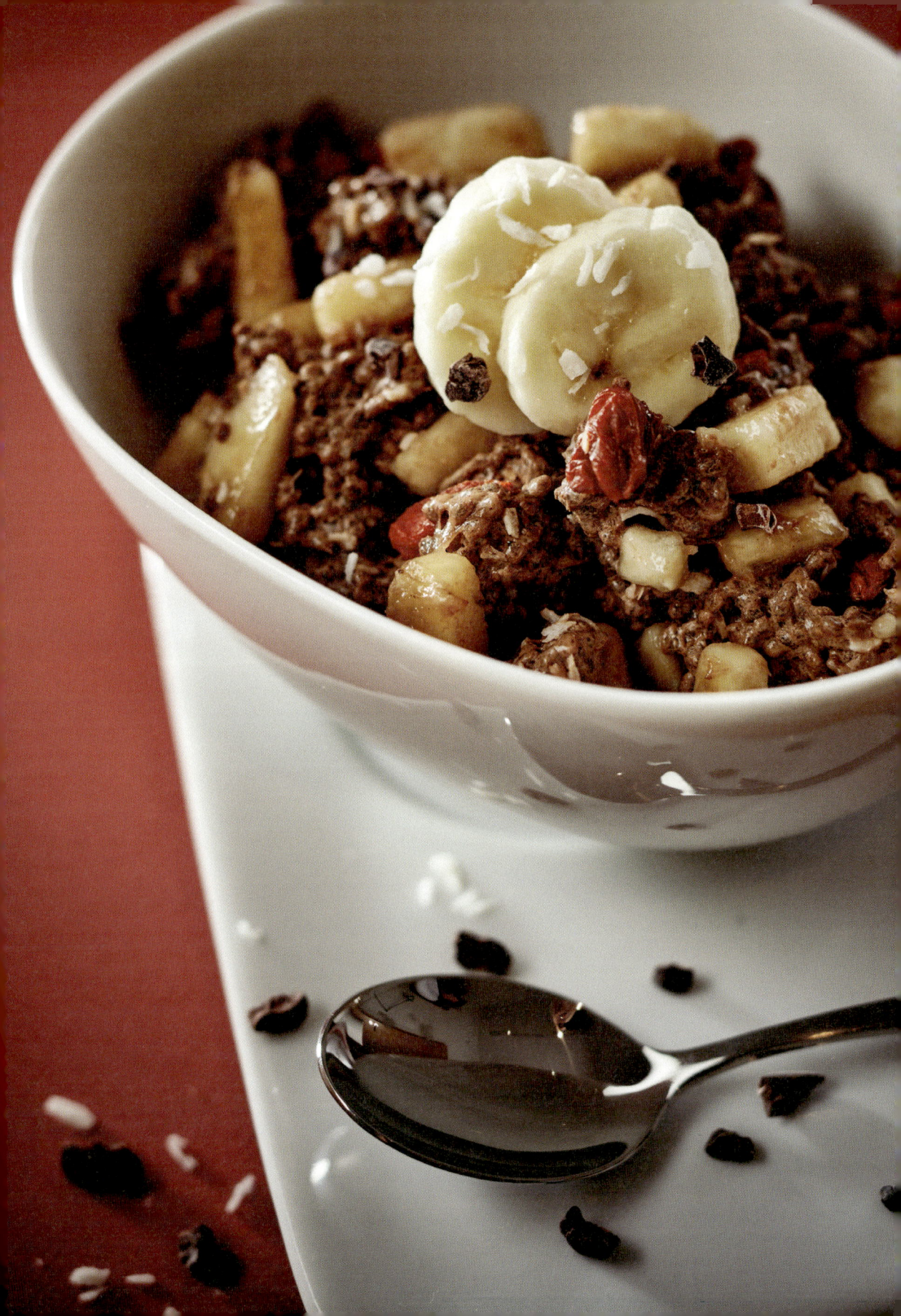

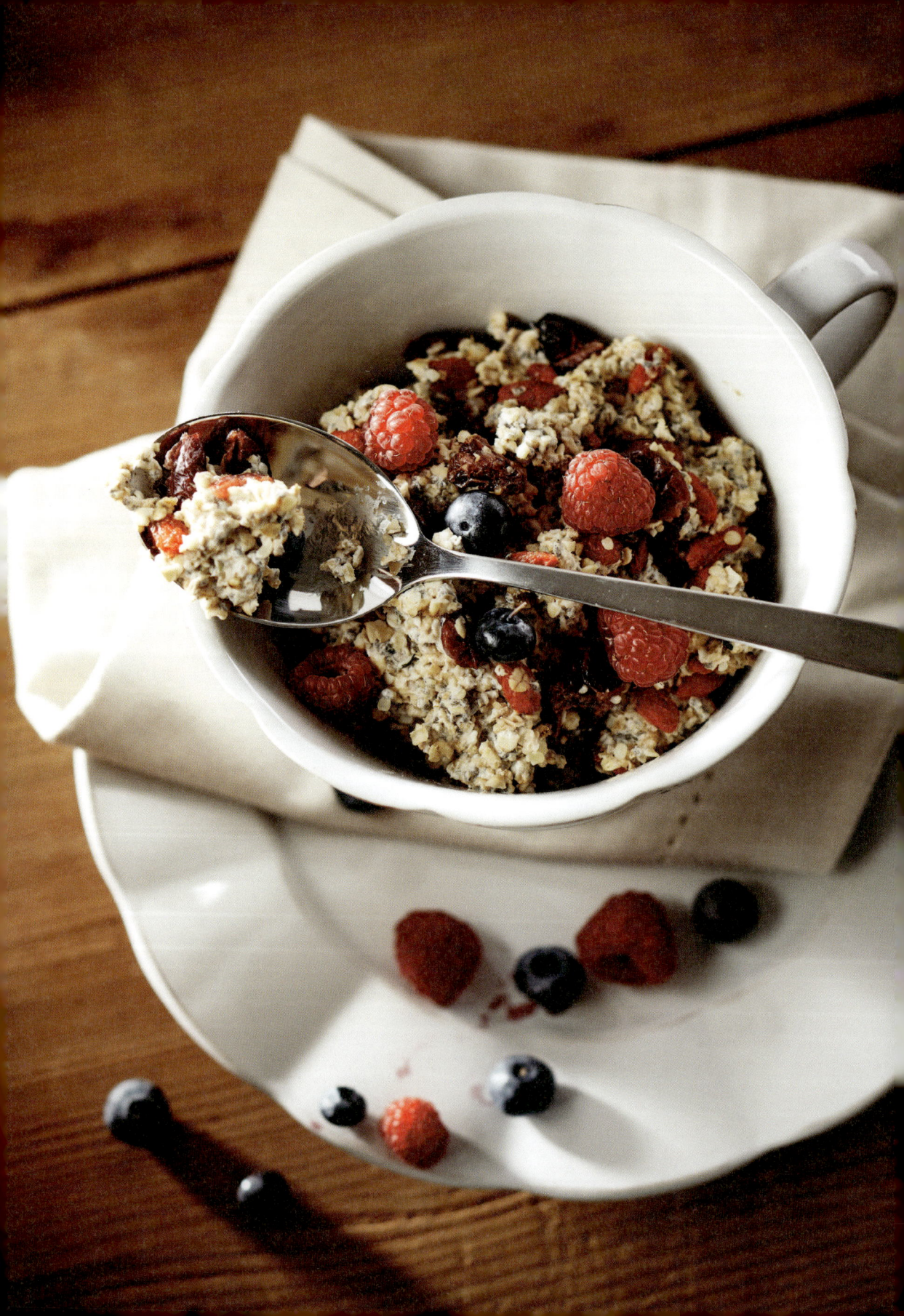

Chia Powermüsli

kcal	KJ	E	Fett	KH
1152,50	4804,00	29,55	28,90	183,75

ZUTATEN

150 g Haferflocken

50 g Cranberries

50 g Gojibeeren

25 g Hanfsamen, geschält

50 g Chiasamen

5 g gepoppter Amaranth

200 ml Pflanzendrink nach Wahl (z. B. von Natumi)

OPTIONAL

mit frischem Obst, z. B. Banane oder Beeren toppen.

ZUBEREITUNG

1 Alle Zutaten in eine Schüssel geben und gut durchrühren.

2 10 Minuten ziehen lassen, damit die Chiasamen aufquellen.

Chia-Kokos-Bowl

kcal	KJ	E	Fett	KH
450,10	1871,40	14,27	18,28	48,85

ZUTATEN

50 g Chiasamen

1 EL Kakaopulver

1 Banane

1 EL Gojibeeren

1 EL Kokosflocken

200 ml Pflanzendrink nach Wahl (z. B. von Natumi)

ZUBEREITUNG

1 Chiasamen und Kakaopulver mit dem Pflanzendrink verrühren und 10 Minuten quellen lassen. Ab und zu umrühren.

2 Banane kleinschneiden und dazugeben.

3 Gojibeeren und Koksflocken ebenfalls dazugeben und umrühren.

SNACKS/EIS

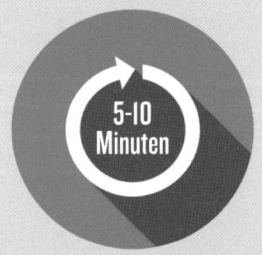

Grünkohlchips

kcal	KJ	E	Fett	KH
140,00	580,00	10,75	2,25	22,50

ZUTATEN

250 g Grünkohl
2 EL Hanföl
1/2 TL Salz
1/2 TL Chiliflocken

OPTIONAL

1 TL Erdnussmus
1/2 TL Cayennepfeffer

ZUBEREITUNG

1 Den Grünkohl gut waschen und die Stiele entfernen. In mundgerechte Stücke zupfen.

2 Die anderen Zutaten in eine Schüssel geben und durchmischen.

3 Grünkohlblättchen ebenfalls in die Schüssel geben und gut durchmischen.

4 Grünkohlchips auf ein bis zwei mit Backpapier ausgelegte Backbleche legen (aufpassen, dass sie sich nicht überlappen), einen Löffel in die Ofentür klemmenund bei 160Grad im Backofen 30-40 Minuten backen. 5. Wer über ein Dörrgerät verfügt, lässt die Grünkohlchips für ca. 12 Stunden darin trocknen.

Superfood-Hummus

kcal	KJ	E	Fett	KH
1661,50	6900,50	59,35	120,65	67,65

ZUTATEN

480 g gekochte Kichererbsen (abgespült und abgetropft)
100 g Tahini (Sesam-Paste)
5 EL Zitronensaft
5 EL Hanföl
4 Knoblauchzehen, geschält
2 EL Chiasamen
1 TL Salz
1 TL Cayennepfeffer
1 TL Kreuzkümmel

ZUBEREITUNG

1 Alle Zutaten in eine Küchenmaschine geben und gut durchmixen. Als Dip für Rohkost-Sticks oder als Aufstrich verwenden. Oder einfach pur löffeln!

Superfood-Schokolade

	kcal	KJ	E	Fett	KH
	1464,00	6044,00	27,00	122,30	43,25

ZUTATEN

200 g dunkle Schokolade
(z. B. von Vivani »Feine Bitter
85 % Cacao«)

50 g Chiasamen

5 g Kokosraspel

1 EL Zitronenabrieb

1 Prise Meersalz

OPTIONAL

10 g Gojibeeren

ZUBEREITUNG

1 Die Schokolade in einem Topf bei mittlerer Hitze schmelzen lassen, dabei immer gut umrühren, bis sie weich und cremig ist.

2 Vom Herd nehmen und Chiasamen, Kokosraspel und Zitronenabrieb unterrühren.

3 Die Masse gleichmäßig auf ein mit Backpapier belegtes Blech gießen und abkühlen lassen.

5 Herausnehmen und in mundgerechte Stücke brechen und genießen.

Matcha-Eis

	kcal	KJ	E	Fett	KH
	176,00	738,00	2,40	0,40	40,00

ZUTATEN

2 Bananen, gefroren

1 EL Matcha

ZUBEREITUNG

Alle Zutaten in einen leistungsstarken Mixer geben und zu einer cremigen Masse verarbeiten. Ist das Eis nicht fest genug, entweder noch gefrorene Frucht hinzufügen oder für 1 Stunde in den Tiefkühler geben.

TIPP

Die Früchte sollten in grobe Stücke geschnitten werden und mindestens 12 Stunden einfrieren.

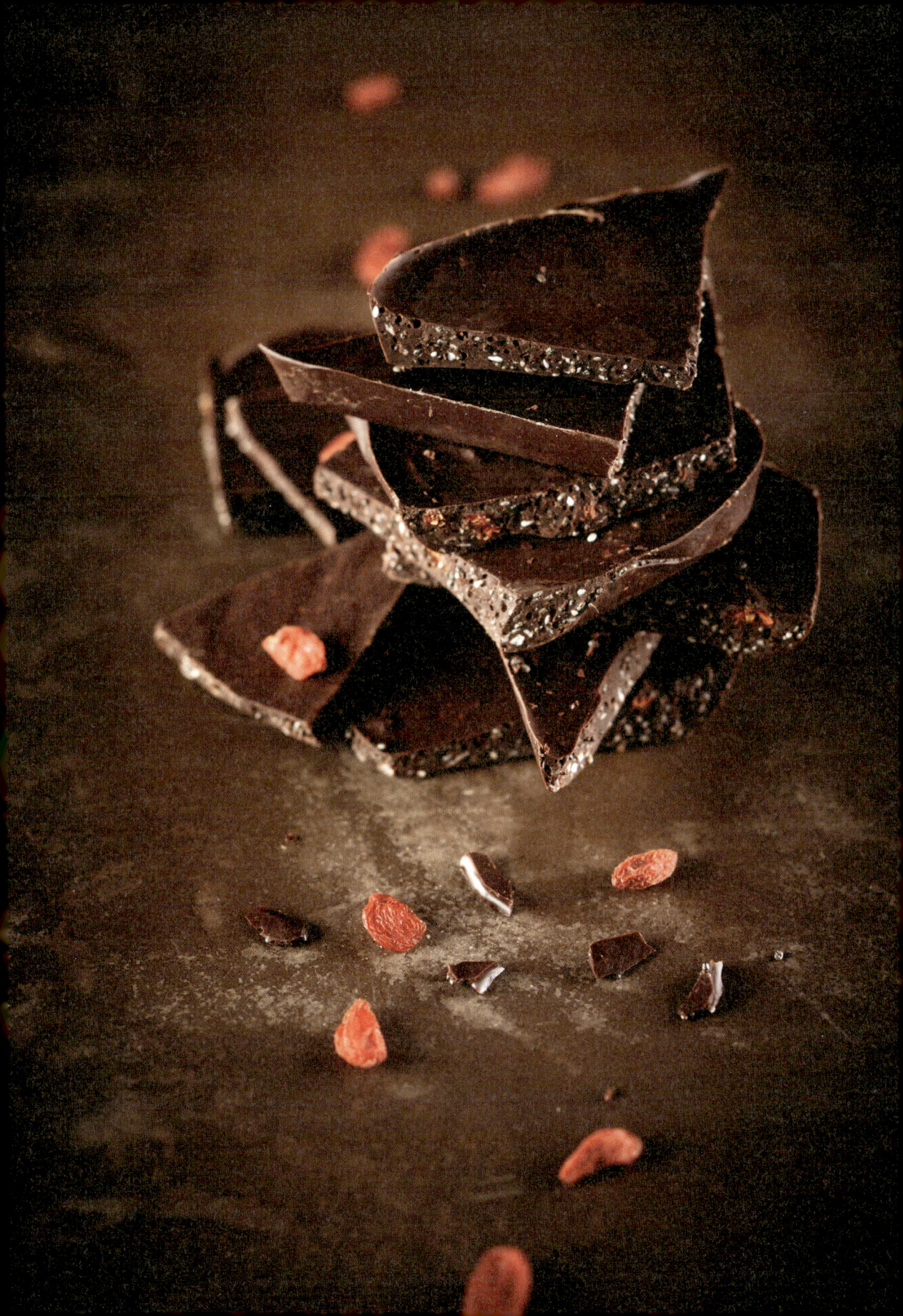

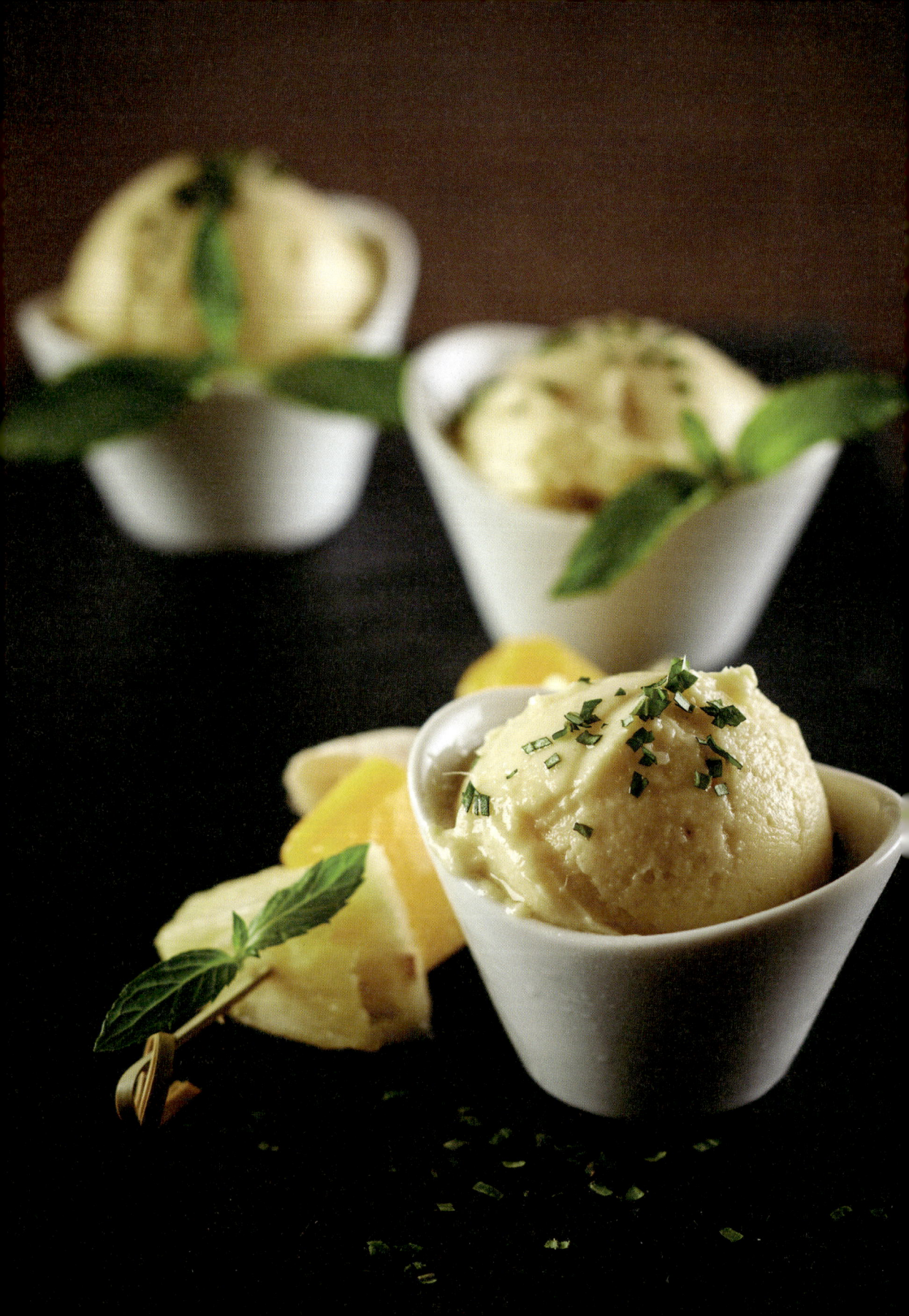

Banane-Ananas-Kokos-Eis

kcal	KJ	E	Fett	KH
782,00	3275,30	24,00	26,00	100,90

ZUTATEN

2 Bananen, gefroren

1/3 Ananas, gefroren

1/2 Mango, gefroren

100 ml Kokosmilch

4 EL Lupinenmehl

ZUBEREITUNG:

Alle Zutaten in einen leistungsstarken Mixer geben und zu einer cremigen Masse verarbeiten. Ist das Eis nicht fest genug, entweder noch gefrorene Frucht hinzufügen oder für 1 Stunde in den Tiefkühler geben.

TIPP

Die Früchte sollten in grobe Stücke geschnitten werden und mindestens 12 Stunden einfrieren.

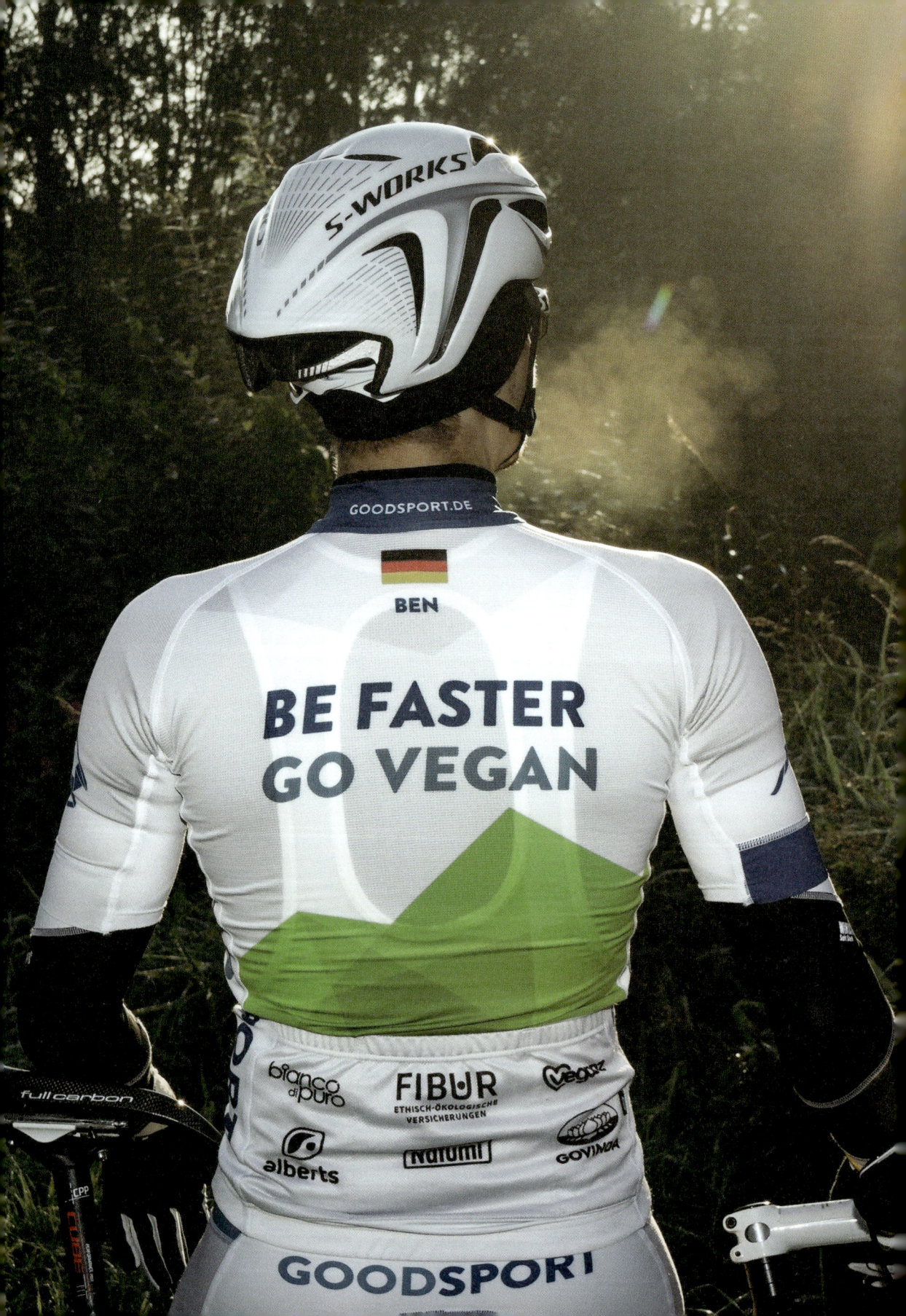

EMPFEHLENSWERTES

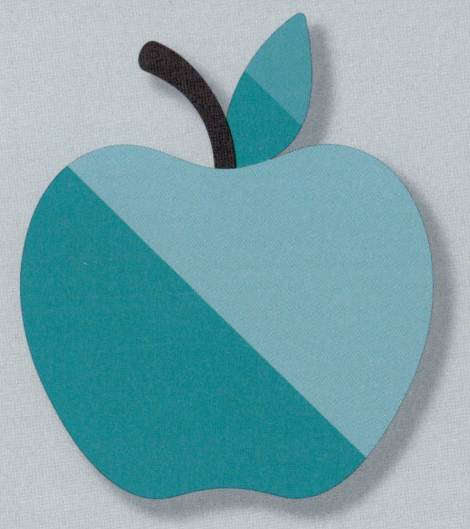

Informationen zum Thema Veganismus

www.vegane-gesellschaft.org (Vegane Gesellschaft Deutschland)

www.vegan.at (Vegane Gesellschaft Österreich)

www.vebu.de

www.vegane-lebensweise.org

www.vegan-news.de

www.veganismus.de

www.peta2.de

www.albert-schweitzer-stiftung.de

www.highfive-vegan.org

www.vegan.eu

www.vegpool.de

www.vegan.de

www.nixwieveg.de

Blogs

www.deutschlandistvegan.de

www.superveganer.de

www.graslutscher.de

www.achtungpflanzenfresser.wordpress.com

www.bethebestmimi.wordpress.com

www.claudigoesvegan.de

www.einbisschenvegan.de

www.veganblog.de

www.think-vegan.de

www.bevegt.de

Restaurants finden

Vanilla Bean – www.vanilla-bean.de (App)

Vegman – www.vegman.org (Web & App)

www.happycow.net (Web & App)

www.veganguide.org (Web)

www.deutschlandistvegan.de (Web)

www.vegweiser.de (Web)

www.veggiefinder.de (Web)

Restaurants

Krawummel (Münster)
Goodies (deutschlandweit
Goura Pakora (Berlin)
The Bowl (Berlin)

Tierschutz und Tierrechte

Animal Equality
Hof Butenland
Erdlingshof
Animal Rights Watch
PETA

Onlineshops

www.unimedica.de
www.alles-vegetarisch.de
www.reformhaus-vegan-shop.de
www.fooodz.de
www.veganic.de
www.veganbasics.de
www.boutique-vegan.com
www.denkefair.de (Accessoires)
www.bleed-clothing.com (Kleidung)
www.hansvurst.de (Kleidung, Accessoires)

Kleidung, Schuhe, Accessoires

Avesu (Schuhladen)
Dear Goods (Kleidung)
Greenality (Kleidung)
Veganista (München)
Thoni Mara (Sportbekleidung)

Kosmetik

www.kosmetik-ohne-tierversuche.de
www.kosmetik-vegan.de
Dr. Bronner´s Europe

Hersteller

GOODSPORT

Govinda

Dr. Goerg

Purvegan

Aiya

Natumi

Pure Raw

Vegane Supermärkte

Veganz (europaweit)

Natures' Food (Hannover)

Küchengeräte

www.unimedica.de

Bianco

Keimling

www.perfektegesundheit.de

Sport

GOODSPORT

Roots of Compassion

Vegan Endurance Team

Laufen gegen Leiden

Vegan Runners

Reisen

Veganes Reisen

Veggie Hotels

www.vegan-hotels.com

Filme

Earthlings

Gabel statt Skalpell

Cowspiracy

Food Inc

Live and let Live

More than Honey

Unser täglich Brot

Vegucated

Zeitschriften / Magazine / Bücher

www.unimedica.de

www.veganblatt.com

www.veganblatt.com (Onlinemagazin)

Kochen ohne Knochen

Welt Vegan Magazin

Das Vegan Magazin

VeganLive

vegan & bio

noveaux

Vegan Good Life

Abbildungsverzeichnis

Seite ii, xiv, 4, 22: Lena Reiner

Seite vii-ix, 36, 48, 65, 94, 100, 105, 108, 114, 119, 122, 127, 130, 133, 137-138, 145-146, 151-152, 157-158, 163-164, 169-170: Narayana, Fotograf Jörg Wilhelm

Seite x: Brendan Brazier

Seite xii: Daniel Roth

Seite 12, 15, 17-18, 25, 27, 30: Ben Urbanke

Seite 43, 86, 93, 172: Sascha Vogel

Seite 73: Shutterstock – Quanthem

Seite 79: Shutterstock – Ildi Papp

Seite 83: Shutterstock – Wasanajai

Seite 85: Shutterstock – Ari N

Seite 184: Saskia Schubert

Index

INDEX

INDEX

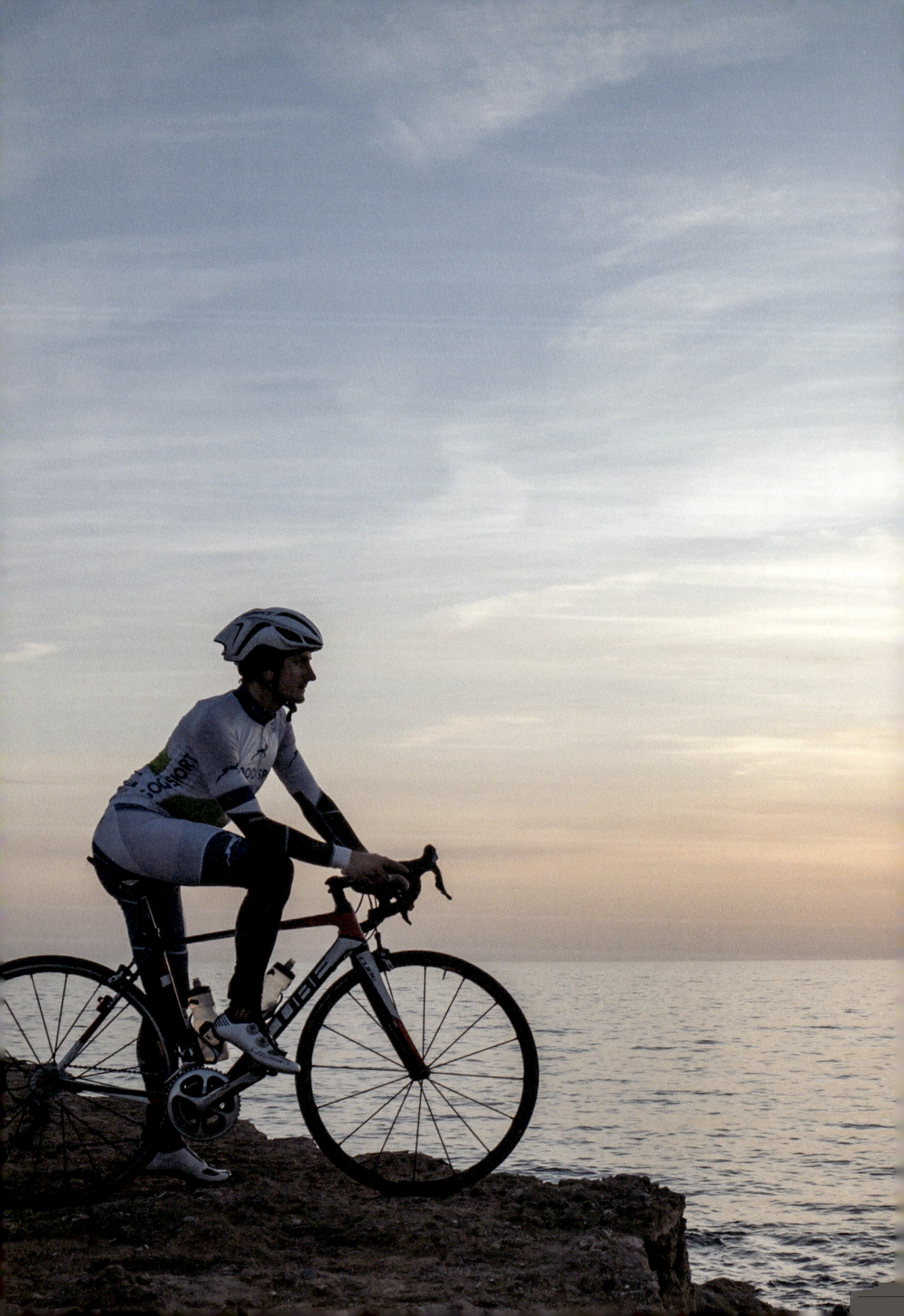

> *»Am Ende sind es deine sportlichen Erfolge.*
> *Erzielt durch bewussten Konsum und eine*
> *rein pflanzliche Ernährung.«*
>
> *Ben Urbanke*

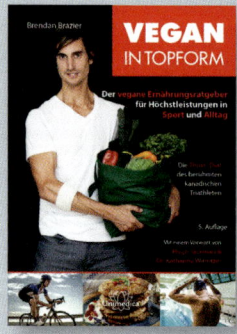

Brendan Brazier

Vegan in Topform – Der Ernährungsratgeber

Der vegane Ernährungsratgeber für Höchstleistungen in Sport und Alltag

352 Seiten, geb., € 26,–

Bereits im Alter von 15 Jahren entschied er sich, Profisportler zu werden. Im Laufe seiner Karriere erforschte er minutiös, welche Ernährung seine Leistung und vor allem die Regenerationsphase optimierte. Das Ergebnis ist die legendäre Thrive-Diät, die bereits viele Spitzensportler zu einer olympischen Medaille geführt hat. Die Thrive-Diät richtet sich nicht nur an Profisportler, sondern an jeden, der optimale Gesundheit und Leistungsfähigkeit erlangen und Krankheiten vorbeugen möchte.

Brendan Brazier hat die vegane Ernährung revolutioniert und achtet dabei auf eine ausgewogene Kost mit ausreichend Proteinen und anderen Nährstoffen. Hier setzt er auch auf Superfood wie die Andenwurzel Maca, die legendäre Alge Chlorella oder das nahrhafte Hanfprotein.

Die Thrive-Diät führt zum Abbau von Körperfett und Aufbau von Muskelmasse, zu Leistungssteigerung, weniger Stress und Heißhunger auf Junkfood, geistiger Klarheit und besserem Schlaf.

Mit 100 veganen, gluten- und sojafreien Rezepten, von schnell zubereiteten Energieriegeln, Gels und Drinks über Suppen und Pizza bis zu leckeren Desserts. Mit einem praktischen 12-Wochen-Plan zum Einstieg in die Thrive-Diät.

»Ich bin voll Dankbarkeit für dieses Buch und für Brendan ... Die von Brendan Brazier beschriebene zusätzliche Energie und der tiefere Schlaf haben sich schon bemerkbar gemacht ... Dieses Buch zeigt uns allen den Weg.« – Hugh Jackman, Schauspieler

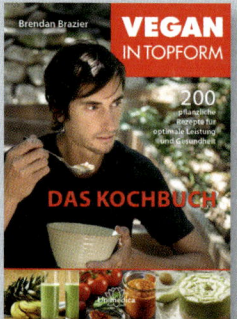

Brendan Brazier

Vegan in Topform – Das Kochbuch

200 pflanzliche Rezepte für optimale Leistung und Gesundheit

440 Seiten, geb., € 29,–

Brendan Brazier, kanadischer Profi-Triathlet und Autor der BestsellNach dem überragenden Erfolg des Klassikers Vegan in Topform erschien nun auch Vegan in Topform – Das Kochbuch. Der berühmte Ironman-Triathlet Brendan Brazier hat aufgrund seiner jahrelangen Erfahrung die vegane Ernährung revolutioniert und für Sportler und Höchstleistungen optimiert.

In seinem Werk zeigt der beliebte Sportler die Zusammenhänge zwischen Klimaschutz, tierischen und pflanzlichen Nährstoffen und benötigten Resourcen auf. Er belegt, dass ausgewogene pflanzliche Nahrung die beste Art von Gesundheitsvorsorge und nachhaltigem Umweltschutz ist.

Sein Kult-Kochbuch bietet 200 Rezepte für nährstoffreiche Gerichte, die leicht zuzubereiten sind und sich die Kraft von Superfoods wie Maca, Chia, Hanf und Chlorella zunutze machen. Dabei greift er nicht auf potentiell allergieauslösende Produkte wie Weizen, Hefe, Gluten, Soja und Mais zurück.

Mit Rezepten bekannter amerikanischer Küchenchefs wie Tal Ronnen und Matthew Kenney kamen so leckere Gerichte zustande wie Kürbis-Gnocchi, italienisches Gemüsepfännchen, scharfes Chili mit Bohnen, Quinoa-Falafel, gehaltvolles Schokoladen-Smoothie, coole Kokos-Orangen-Schnitten, indische Linsen-Hanfburger, Bananencremetorte, Sommer-Chefsalat, natürlich auch Braziers bekannte Energieriegel und -Gels und vieles andere mehr ...

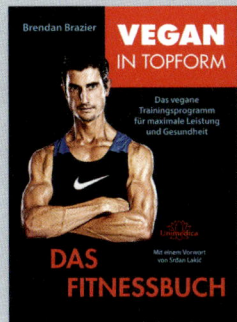

Brendan Brazier

Vegan in Topform – Das Fitnessbuch

Das vegane Trainingsprogramm für maximale Leistung und Gesundheit

272 Seiten, geb., € 24,–

Brendan Brazier, kanadischer Profi-Triathlet und Autor der Bestseller-Serie Vegan in Topform, ist einer der Pioniere der veganen Ernährung. An seinem eigenen Körper testete er über 25 Jahre die optimale Ernährung für sportliche Höchstleistungen aus und entwickelte die Thrive-Diät.

In seinem neuesten Werk zeigt er, wie man in kürzester Zeit mit der Thrive-Diät und ausgewählten Übungen gesund und fit wird und überragende Ergebnisse erzielen kann.

Sowohl für Anfänger als auch erfahrene Sportler ist dieses Buch ein unverzichtbares Werkzeug für den Aufbau einer kräftigen, effizienten Muskulatur und den gleichzeitigen Abbau von Körperfett. Brendans Methode verbessert darüber hinaus die Schlafqualität, beugt Erkrankungen vor, verhilft zu mehr Energie und geistiger Klarheit, verhindert Heißhungerattacken, verkürzt die Regenerationsphase und reduziert das Verletzungsrisiko.

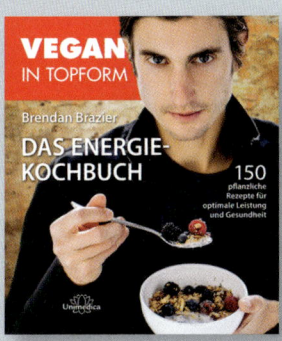

Brendan Brazier

Vegan in Topform - Das Energie-Kochbuch

150 pflanzliche Rezepte für optimale Leistung und Gesundheit

320 Seiten, geb., € 29,–

Brendan Brazier, Autor der Kultserie Vegan in Topform, präsentiert mit seinem Energie-Kochbuch ein weiteres brillantes Werk, das von seiner revolutionären Ernährungsweise inspiriert ist. Brendan, der schon Olympiateilnehmer zum Erfolg geführt hat, war selbst Profi-Triathlet und testete an seinem eigenen Körper über 25 Jahre die optimale Ernährung für sportliche Höchstleistungen – die Thrive-Diät.

Die Thrive-Diät beugt Erkrankungen vor, verhilft zu mehr Energie und geistiger Klarheit, mindert Heißhungerattacken, verkürzt die Regenerationsphase und reduziert das Verletzungsrisiko.

150 vegane und vollwertige Rezepte mit einer hohen Nährstoffdichte zeigen, wie hochwertiges Essen pure Kraft und Ausdauer verleiht und dabei gleichzeitig köstlich schmeckt. Die Besonderheit daran: Die Gerichte sind frei von Allergenen und verzichten auf Weizen, Hefe, Gluten, Soja, raffinierten Zucker und Milchprodukte und sind basenbildend.

Alle Rezepte wurden mit ausgewählten Zutaten und vielen Superfoods zusammengestellt, die spürbar die Leistungsfähigkeit steigern. Ob für Einsteiger, für jeden Tag oder sportlich Aktive, für jeden Typ gibt es individuelle Menüpläne.

Die Gerichte sind schnell und einfach zubereitet. Sie reichen vom proteinreichen Vanille-Mandel-Mokka-Smoothie und den legendären Energieriegeln über exotisches grünes Thai-Curry und Süßkartoffel-Suppe bis zur verführerischen Schoko-Himbeer-Granatapfeltorte. Diese Rezepte machen nicht einfach nur satt, sondern erfüllen den Körper mit frischer Energie und neuem Schwung – für mehr Vitalität, Ausdauer und Lebensfreude.

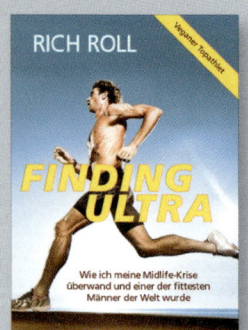

Rich Roll

Finding Ultra

Wie ich meine Midlife-Krise überwand und einer der fittesten Männer der Welt wurde

384 Seiten, geb., € 16,80

Finding Ultra ist Rich Rolls unglaublicher Bericht, wie er mit 40 Jahren von einem unsportlichen, übergewichtigen Durchschnittsamerikaner zu einem der weltweit besten Ausdauerathleten wurde.

Zuvor bestand Rich Rolls Alltag aus Arbeit, Stress, Junk Food und TV-Abenden auf dem Sofa. Fast 25 Kilo Übergewicht und seine schlechte Kondition führten dazu, dass er kaum Treppen steigen konnte.

An seinem 40. Geburtstag beschloss er, sein Leben komplett zu ändern. Er wechselte zu einer veganen Lebensweise und fing an, ein äußerst intensives Trainingsprogramm zu absolvieren. Wenige Monate später wurde er von Men's Fitness zu einem der 25 fittesten Männer der Welt gewählt.

Doch Finding Ultra ist viel mehr als ein packender Blick auf atemberaubende athletische Leistungen. Rich Rolls erstaunliche körperliche und geistige Verwandlung beweist, dass in jedem das Potential steckt, ultra-fit zu werden.

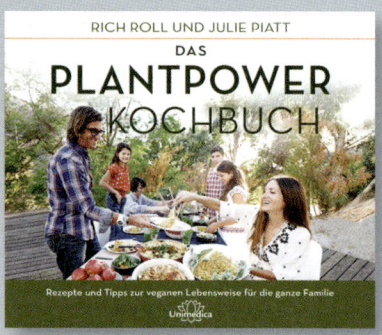

Rich Roll & Julie Piatt

Das Plantpower Kochbuch

120 Rezepte und Tipps zur veganen Lebensweise für die ganze Familie

336 Seiten, geb., € 34,–

12-Wochen-Plan zum Einstieg in die Thrive-Diät.

Hochleistungssportler und Kultautor Rich Roll und seine Frau Julie Piatt geben in diesem persönlichen Buch einen inspirierenden Einblick in ihr Familienleben und teilen ihr Geheimnis für eine blühende Gesundheit und ansteckende Lebensfreude: eine pflanzlich basierte Ernährungs- und Lebensweise.

Das Plantpower-Kochbuch ist mehr als nur ein Kochbuch: Es ist ein motivierender Leitfaden für einen Lebensstil, der zu mehr Vitalität verhilft und Krankheiten vorbeugt, dabei aber stets Spaß, Mitgefühl und Freude in den Mittelpunkt stellt.

Eine Einführung in nährstoffreiche Lebensmittel, Tipps für die Küchenausrüstung und praktische Ratschläge erleichtern die Umsetzung im Alltag. Zahlreiche beeindruckend schöne Fotos zeigen, wie Rich & Julies Familie ihre Lebensweise in ihrem kalifornischen Zuhause zelebriert.

Die 120 so köstlichen wie einfallsreichen Rezepte reichen von Toskana-Rührtofu und Supersoulfood-Pfannkuchen über Cranberrysauce mit Ingwer, Quinoa-Wraps und leckere Pastaalternativen bis zur unwiderstehlichen Pistazie-Minz-Torte.

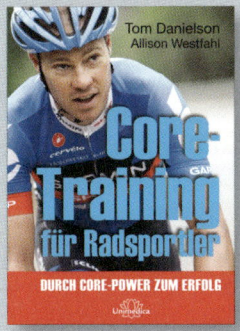

Tom Danielson und Allison Westfahl

Core-Training für Radsportler

Durch Core-Power zum Erfolg

240 Seiten, geb., € 19,80

Profiradfahrer und Tour-de-France-Teilnehmer Tom Danielson hatte Rückenprobleme. Beim Fahren fühlte er sich unwohl und kämpfte gegen Schmerzen an. Revolutionäre Core-Übungen zur Stärkung der tief liegenden Halte- und Stützmuskulatur ließen seine Rückenschmerzen verschwinden und bescherten ihm eine effektivere Fahrtechnik und mehr Power am Berg.

Ein Radfahrer braucht mehr als nur Kraft in den Beinen. Danielsons CoreÜbungen verleihen Kraft und Ausdauer ganz ohne Fitnesscenter. Der berühmte Radsportler und seine Trainerin Allison Westfahl entwickelten diese Übungen anhand realistischer Bewegungsabläufe beim Radfahren. Sie verbessern die Effektivität und beugen Verletzungen und Schmerzen vor.

Das Core-Trainingsprogramm:

- 45 Core-Übungen
- 5 dynamische Aufwärmübungen
- Trainingspläne in 3 verschiedenen Leistungsstufen, Anfänger bis Profi
- Für Ausdauer & Gleichgewicht
- Effektiv gegen Rücken-, Schulter- und Nackenschmerzen
- Trainingseinheiten für mehr Kraft am Berg und Treten im Stand

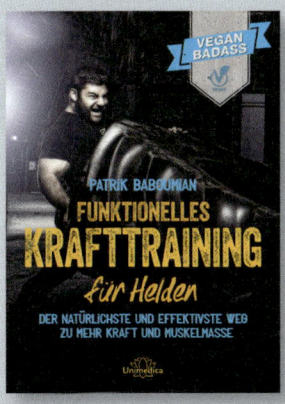

Patrik Baboumian

Funktionelles Krafttraining für Helden

Der natürlichste und effektivste Weg zu mehr Kraft und Muskelmasse

224 Seiten, geb., € 24,80

Der international erfolgreiche vegane Strongman präsentiert in seinem neuen Buch das ultimative Programm für effektiven Muskelaufbau und Kraftgewinn.

Baboumian räumt mit Fitnessmythen auf und erklärt wissenschaftlich fundiert, wie ein zielgerichtetes Training aussehen muss, damit die Muskeln richtig stimuliert werden. Dabei wendet er sich nicht nur an erfahrene Athleten, sondern auch an interessierte Anfänger.

Sein Ratgeber enthält die 50 effektivsten Übungen für verschiedene Leistungsstufen. Mit zahlreichen Fotos werden Outdoor- und Bodyweight-Übungen, Strongman- und Grundübungen anschaulich dargestellt.

Außerdem verrät uns Baboumian seine rein pflanzlichen Lieblingsrezepte für nährstoffreiche Power-Smoothies und Energie-spendende Shakes. Mit der Kraft der veganen Ernährung und den hocheffektiven Übungen steht der eigenen Stärke und Fitness nichts im Weg.

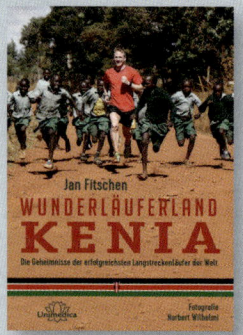

Jan Fitschen

Wunderläuferland Kenia

Die Geheimnisse der erfolgreichsten Langstreckenläufer der Welt

360 Seiten, geb., € 19,80

Jeder unserer achtzehn Millionen Freizeitläufer in Deutschland möchte besser werden und schneller und leichter laufen können. Jan Fitschen als Profi-Läufer auch. In »Wunderläuferland Kenia« entschlüsselt er auf humorvolle Art die 42,195 Erfolgsrezepte der Kenianer, während um ihn herum der ganz normale Trainingslagerwahnsinn tobt. Denn das wollen wir alle wissen: »Warum verdammt sind die so schnell?!«, und vor allem: »Was können wir, vom Laufanfänger bis zum Profi, uns davon abgucken?«

Jan Fitschen ist 28-facher Deutscher Meister im Langstreckenlauf von 3.000 m bis hin zum Halbmarathon. Spätestens seit seinem Sieg bei den Europameisterschaften 2006 über 10.000 m genießt er eine riesige Popularität in der deutschen Laufszene. Der Diplom-Physiker und Wirtschaftswissenschaftler stellte 2012 beim BMW Berlin-Marathon mit 2:13:10 h seine Bestzeit über die klassische 42,195-km-Distanz auf.

Seit 2007 reiste er acht Mal zu Trainingszwecken nach Kenia, sprach und trainierte mit den Kenianern und beobachtete und testete, was sie im Training und Leben anders machen als wir. Zunächst nur, um selbst schneller zu werden, doch im Dialog mit seinen Trainingskollegen und durch viele Fragen von Freizeitläufern ermutigt schon bald auch, um diese Tipps an andere weiterzugeben. Daher führte ihn sein Weg schließlich erneut nach Kenia, um unterstützt von Spitzenfotograf Norbert Wilhelmi die Recherche für »Wunderläuferland Kenia« abzuschließen.

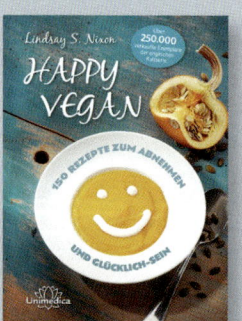

Lindsay S. Nixon

Happy Vegan

150 Rezepte zum Abnehmen und Glücklich-Sein

352 Seiten, geb., € 26,–

Mit einfachen, unkomplizierten Rezepten zeigt Bestseller-Autorin Lindsay S. Nixon, wie simpel, erschwinglich und lecker eine gesunde Ernährung sein kann. In ihrem neuesten Kochbuch präsentiert sie Gerichte für ein gesundes Abnehmen und eine Reihe von genauso einfachen und schnellen Übungen, die zu fantastischen Ergebnissen führen.

Happy Vegan begeistert mit sättigenden und rein pflanzlichen Rezepten voller Geschmack, die sich in 30 Minuten oder weniger zubereiten lassen. Mit leckeren und gesunden Mahlzeiten, die wenig Kalorien haben und garantiert satt machen, wird Abnehmen so leicht wie nie zuvor – ganz ohne Verzicht!

Zusätzlich enthält Happy Vegan »Rezepte« für die Figur: leichte Übungen sowie Tipps und Tricks für einen schlankeren und strafferen Körper. Wie schon in ihren vorangegangenen Kochbüchern erteilt Lindsay S. Nixon in Happy Vegan Ölen, Fetten und stark verarbeiteten Lebensmitteln und Diätprodukten, wie z.B. künstlichen Süßstoffen, eine Absage, und befreit damit den Stoffwechsel von unnötigem Ballast.

Mit Happy Vegan wird das Leben gesund, einfach und lecker.

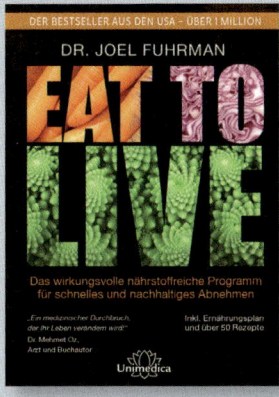

Joel Fuhrman

Eat to Live

Das wirkungsvolle, nährstoffreiche Programm für schnelles und nachhaltiges Abnehmen

432 Seiten, geb., € 24,80

EAT TO LIVE ist das Grundlagenwerk für gesunde Ernährung. Der amerikanische Erfolgsautor und Arzt Dr. Fuhrman stellt damit ein mächtiges Werkzeug zur Verfügung, um dauerhaft Gewicht zu verlieren und die Gesundheit wiederzuerlangen. In den USA ist es ein Dauerbrenner, über 1 Million verkaufte Bücher sprechen für sich.

Joel Fuhrman zeigt, wie allein mit der richtigen Ernährung Bluthochdruck, Diabetes, Autoimmunkrankheiten, Migräne, Asthma und Allergien dauerhaft geheilt werden können.

Mit seinem 6-Wochenplan kann man Heißhungerattacken und Verlangen nach Junkfood hinter sich lassen. Das Geheimnis liegt in der Nährstoffdichte, das bedeutet die Einnahme von viel nährstoffreicher Nahrung. Übergewichtige sind trotz Überernährung meistens damit unterversorgt. Das Buch revolutioniert unser Denken und unsere Essgewohnheiten.

»EAT TO LIVE ist keine Mode-Diät. Es ist eine Aufklärung über Diäten. Hierin liegt das Geheimnis seines Erfolgs.«

– Rick Chavarria, 10 kg in 6 Wochen

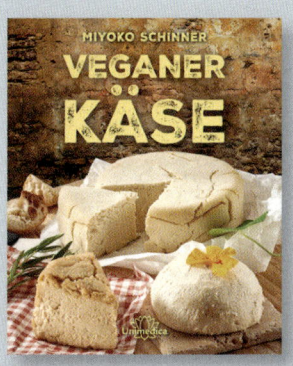

Miyoko Schinner

Veganer Käse

Über 30 Käsesorten selbst herstellen: Von Ricotta und Mozzarella bis zum kräftigen Gouda – mit vielen leckeren Rezepten

216 Seiten, geb., € 24,80

Gourmet-Köchin Miyoko Schinner ist weltweit eine der erfahrensten Expertinnen für veganen Käse. In ihrem ultimativen Leitfaden weiht sie uns in die Geheimnisse der veganen Käseherstellung ein.

Sie zeigt uns über 80 ihrer Lieblingsrezepte – vom schnell zubereiteten Ricotta oder Schnittkäse bis hin zu gereiften Käsesorten. Die Aromen der Kreationen stehen herkömmlichem Käse aus Kuhmilch in nichts nach, werden aber aus pflanzlichen Milchalternativen und Nüssen hergestellt.

Diese reichen von gereiften Käsespezialitäten wie Cashew-Chèvre, Brie, weichem Greyerzer, kräftigem Cheddar, frischem Mozzarella und Macadamia-Ricotta über luftgetrockneten Käse wie Gouda, Emmentaler, Parmesan und Camembert bis zu schmelzfähigem Käse wie Münster und Monterey Jack.

Als Krönung verrät uns Miyoko Schinner, wie ihr handgemachter veganer Gourmetkäse in unseren Lieblingsrezepten Anwendung finden kann – über einfache Käsesaucen und Fondue, Caprese-Salat und gefüllte Kürbisblüten, leckere Käse-Gnocchi oder Pizza Margherita bis zu Himbeermousse und ihrem einzigartigen San-Francisco-Käsekuchen. Ein Buch, das keine Wünsche übrig lässt.

»Miyoko Schinner kreiert den edelsten veganen Käse, den ich jemals probiert habe. Er ist einfach göttlich.« – Betsy Carson, Delicious TV

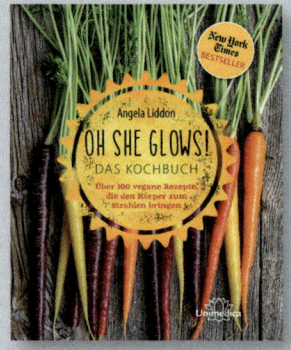

Angela Liddon

Oh She Glows! Das Kochbuch

Über 100 vegane Rezepte, die den Körper zum Strahlen bringen

344 Seiten, geb., € 29,–

Die Kanadierin Angela Liddon ist Autodidaktin in Sachen Kochen und Fotografie. Ihr kulinarisches Knowhow auf dem Gebiet der rein pflanzlichen Küche hat sie über viele Jahre hinweg bis ins Detail perfektioniert und dabei innovative und köstliche Rezepte entwickelt, die ihr eine treue Fangemeinde auf der ganzen Welt eingebracht haben.

Angela Liddons lang erwartetes erstes Kochbuch verführt mit über 100 unwiderstehlichen und vollwertigen Rezepten und enthält sowohl umgewandelte Klassiker, die sogar Fleischfans lieben werden, als auch unglaublich frische und innovative Gerichte voller purem Geschmack. Darüber hinaus wartet ihr Kochbuch mit vielen Rezepten für Allergiker auf – u.a. mehr als 90 glutenfreien Gerichten und vielen weiteren, die gänzlich auf Soja, Nüsse, Zucker und Getreide verzichten. Egal ob Sie vegan leben oder einfach nur neugierig sind und köstliche Rezepte ausprobieren wollen, die zufällig auch noch gesund sind: Dieses Kochbuch ist ein Muss für alle, die gut essen, sich großartig fühlen und einfach strahlen wollen!

»Das Oh, sie strahlt-Kochbuch beweist, dass vegan kein Synonym für Verzicht ist! Angelas ideenreiche, Appetit machende und leicht umsetzbare Rezepte werden garantiert jeden dazu motivieren, für sich selbst und die ganze Familie gesunde und vollwertige Mahlzeiten zuzubereiten.«

– Sarah Britton, Autorin von *Let Them Eat Vegan!*

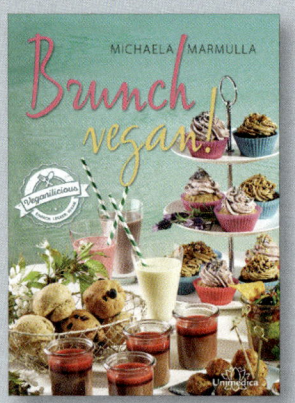

Michaela Marmulla

Brunch Vegan

152 Seiten, geb., € 19,80

Mit 75 genialen Rezepten von Mini-Frikadellen bis Schoko-Erdnussbutter-Cupcakes

Für alle leidenschaftlichen Brunch-Fans, die sich und ihre Lieben am Wochenende gern ausgiebig, aber rein pflanzlich verwöhnen möchten, ist Brunch vegan! ein wahrer Glücksgriff. Es enthält eine Vielfalt leckerer, schneller und unkomplizierter veganer Schlemmerbrunchrezepte, die leicht gelingen und garantiert jeden begeistern.

Ob für drinnen oder draußen, klassisch oder ausgefallen, pikant, herzhaft oder süß: Michaela Marmullas Rezepte beinhalten abwechslungsreiche Aufstriche und verlockendes Fingerfood ebenso wie verschiedenste Frühstücksbrötchen, vegane Bratenvariationen, Salate, Suppen, Smoothies, Shakes und Drinks, und natürlich auch jede Menge süße Köstlichkeiten. Dabei setzt sie auf natürliche und einfach erhältliche Zutaten sowie simple Zubereitungsweisen, die Zeit in der Küche sparen.

Ihre Rezepte sind nicht nur eine tolle Inspiration für Genuss in großer Runde zu Hause, sondern eignen sich auch als schöne Geschenkideen, die sich leicht zu Partys oder Picknicks mitbringen lassen und für viele strahlende Gesichter sorgen.

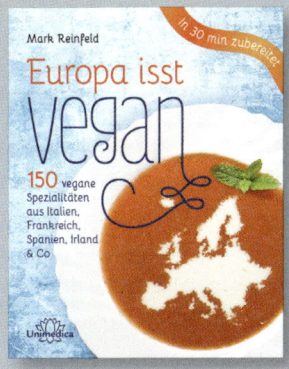

Mark Reinfeld

Europa isst vegan

150 vegane Spezialitäten aus Italien, Frankreich, Spanien, Irland & Co

352 Seiten, geb., € 24,00

VegNews platzierte dieses Buch unter den Top Ten der veganen Kochbücher 2010; Vegetarian Times unter den Top Five der Kochbücher 2012. Europa beherbergt eine große kulinarische Vielfalt, viele Rezepte sind weltberühmt.

Der preisgekrönte Autor und Chefkoch Mark Reinfeld präsentiert bekannte italienische, französische, spanische, englische, griechische, skandinavische, ungarische, deutsche und viele weitere Gerichte – auf rein pflanzlicher Basis.

Neben den unwiderstehlichen Rezepten, die sich in nur 30 min. zubereiten lassen und mit ihren Aromen auch Feinschmeckern gerecht werden, wartet Reinfeld zusätzlich mit glutenfreien Varianten, Tipps zu den jeweils passenden Weinen und Bieren, Hinweisen zu Vorräten und Küchenkräutern auf.

Das nach Ländern und Regionen geordnete Buch vereint eine Fülle europäischer Lieblingsklassiker – von der herzhaften Minestrone mit Rösttomaten, gefüllten Weinblättern, Quiche Monet, Seitan Bourguignon, Pot Pie, Artischockenherzen mit Safran-Paella, Moussaka und Tempeh-Sauerbraten bis hin zu süßen Verführungen wie Rosinen-Scones, Schwarzwald-Parfait, Baklava oder veganem Gelato.

»All die europäischen Köstlichkeiten, von denen Veganer bisher nicht einmal zu träumen gewagt haben, werden dank Marks wunderbaren frischen, schnellen und gesunden Rezepten jetzt auch die Gaumen all derer verwöhnen, die sich vegan ernähren!« – Lindsay S. Nixon, vegane Bestseller-Autorin

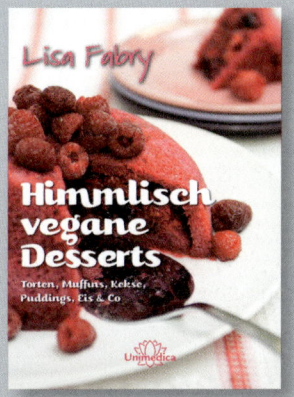

Lisa Fabry

Himmlisch vegane Desserts

Torten, Muffins, Kekse, Puddings, Eis & Co

224 Seiten, geb., € 24,00

Es gibt sie tatsächlich – Desserts, die wunderschön anzusehen sind, lecker schmecken und zugleich vollwertig sind.

In diesem himmlischen Dessertbuch präsentiert die erfahrene Vegan köchin Lisa Fabry über 80 köstliche Rezepte – von der veganen Schwarzwälder Kirschtorte über den cremigen Feigen-Mandel-Pudding bis zum erfrischenden Pfefferminzeis mit Schokosplittern.

Lisa Fabry besuchte für dieses Buch eine Auswahl der besten veganen Cafés und Restaurants rund um den Globus. Jeder der talentierten Küchenchefs steuerte sein oder ihr Lieblingsrezept für dieses Buch bei. So finden wir neben Fabrys eigenen Rezepten eine umwerfende Auswahl an ungewöhnlichen Rezepten wie die traumhaften Las Vegan Sauerkirsch-Muffins aus Australien, die fruchtige Apfeltorte aus Amsterdam oder die doppelstöckige Schokoladentorte mit Himbeermousse aus Los Angeles für besondere Anlässe.

Viele der Rezepte in diesem Buch sind gluten- und nussfrei sowie zuckerreduziert. Die Leckereien spenden Energie und muntern auf. Auch Kinder mögen in diesen Desserts plötzlich Zutaten wie Karotten, Kürbis und getrocknete Früchte, die sie sonst nie essen würden. Frische, sorgfältig ausgesuchte Zutaten und die liebevolle Hingabe bei der Zubereitung – so wird das Essen zu einem paradiesischen Vergnügen.

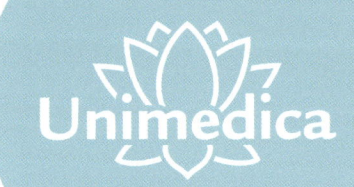
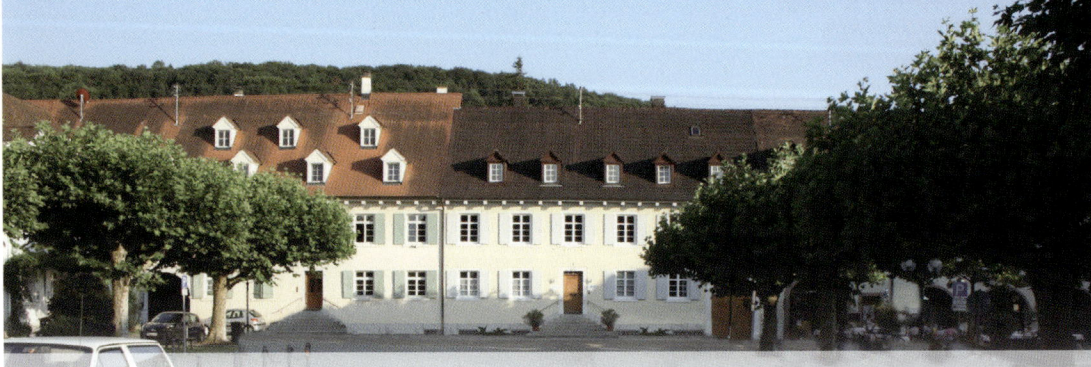